여러분의 합격을 응원하는
해커스공무원의 특별 혜택

FREE 공무원 공중보건 **특강**

해커스공무원(gosi.Hackers.com) 접속 후 로그인 ▶ 상단의 [무료강좌] 클릭 후 이용

📄 **OMR 답안지**(PDF)

해커스공무원(gosi.Hackers.com) 접속 후 로그인 ▶
상단의 [교재·서점 → 무료 학습 자료] 클릭 ▶ 본 교재의 [자료받기] 클릭

▲ 바로가기

🎫 해커스공무원 온라인 단과강의 **20% 할인쿠폰**

868FE5AC5FC662CC

해커스공무원(gosi.Hackers.com) 접속 후 로그인 ▶ 상단의 [나의 강의실] 클릭 ▶
좌측의 [쿠폰등록] 클릭 ▶ 위 쿠폰번호 입력 후 이용

* 등록 후 7일간 사용 가능(ID당 1회에 한해 등록 가능)

✉️ 합격예측 **온라인 모의고사 응시권 + 해설강의 수강권**

E4EB56F7C7BB2YJQ

해커스공무원(gosi.Hackers.com) 접속 후 로그인 ▶ 상단의 [나의 강의실] 클릭 ▶
좌측의 [쿠폰등록] 클릭 ▶ 위 쿠폰번호 입력 후 이용

* ID당 1회에 한해 등록 가능

쿠폰 이용 관련 문의 **1588-4055**

단기 합격을 위한
해커스공무원 커리큘럼

입문
탄탄한 기본기와 핵심 개념 완성!
누구나 이해하기 쉬운 개념 설명과 풍부한 예시로 부담없이 쌩기초 다지기

TIP 베이스가 있다면 **기본 단계**부터!

▼

기본+심화
필수 개념 학습으로 이론 완성!
반드시 알아야 할 기본 개념과 문제풀이 전략을 학습하고
심화 개념 학습으로 고득점을 위한 응용력 다지기

▼

기출+예상 문제풀이
문제풀이로 집중 학습하고 실력 업그레이드!
기출문제의 유형과 출제 의도를 이해하고 최신 출제 경향을 반영한
예상문제를 풀어보며 본인의 취약영역을 파악 및 보완하기

▼

동형문제풀이
동형모의고사로 실전력 강화!
실제 시험과 같은 형태의 실전모의고사를 풀어보며 실전감각 극대화

▼

최종 마무리
시험 직전 실전 시뮬레이션!
각 과목별 시험에 출제되는 내용들을 최종 점검하며 실전 완성

PASS

단계별 교재 확인 및
수강신청은 여기서!

gosi.Hackers.com

* 커리큘럼 및 세부 일정은 상이할 수 있으며,
자세한 사항은 해커스공무원 사이트에서 확인하세요.

해커스공무원

최성희
공중보건

실전동형모의고사

∶ 들어가며

공무원 난이도에 딱 맞는 모의고사

해커스가 공무원 공중보건의 난이도·경향을
완벽 반영하여 만들었습니다.

얼마 남지 않은 시험까지 모의고사를 풀며 실전 감각을 유지하고 싶은 수험생 여러분을 위해, 공무원 공중보건 시험의 최신 출제 경향을 완벽 반영한 교재를 만들었습니다.

『해커스공무원 최성희 공중보건 실전동형모의고사』를 통해
13회분 모의고사로 공중보건 실력을 완성할 수 있습니다.

실전 감각은 하루아침에 완성할 수 있는 것이 아닙니다. 실제 시험과 동일한 형태의 모의고사를 여러 번 풀어봄으로써 정해진 시간 안에 문제가 요구하는 바를 정확하게 파악하는 연습을 해야 합니다. 『해커스공무원 최성희 공중보건 실전동형모의고사』는 공무원 공중보건 시험 출제 경향을 반영하여, 회차별 20문항으로 구성된 실전동형모의고사 13회를 수록하였습니다. 이를 통해 실제 시험과 가장 유사한 형태로 실전에 철저히 대비할 수 있습니다. 또한 상세한 해설을 통해 공무원 공중보건의 핵심 출제포인트를 확인할 수 있습니다.

『해커스공무원 최성희 공중보건 실전동형모의고사』는
공무원 공중보건 시험에 최적화된 교재입니다.

제한된 시간 안에 문제 풀이는 물론 답안지까지 작성하는 훈련을 할 수 있도록 OMR 답안지를 수록하였습니다. 시험 직전, 실전 과 같은 훈련 및 최신 출제 경향의 파악을 통해 효율적인 시간 안배를 연습하고 효과적으로 학습을 마무리할 수 있습니다.

공무원 합격을 위한 여정,
해커스공무원이 여러분과 함께 합니다.

실전 감각을 키우는 모의고사

실전동형모의고사

약점 보완 해설집 [책 속의 책]

📋 **OMR 답안지 추가 제공**

해커스공무원(gosi.Hackers.com) ▶
사이트 상단의 '교재 · 서점' ▶ 무료 학습 자료

📋 **모바일 자동 채점 +
성적 분석 서비스**

해커스공무원(gosi.Hackers.com) ▶
모바일 자동 채점 + 성적 분석 서비스 바로가기

:: 이 책의 특별한 구성

문제집 구성

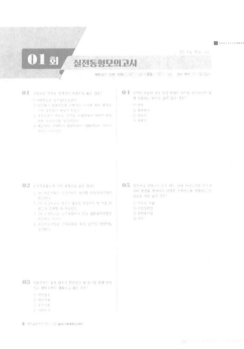

실전동형모의고사
· 공무원 공중보건 시험과 동일한 유형의
  실전동형모의고사 13회분 수록
· 15분의 제한된 문제 풀이 시간을 통하여
  효율적인 시간 안배 연습 가능

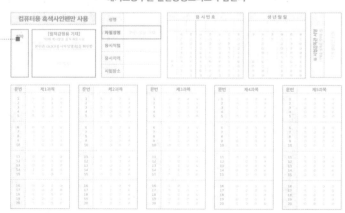

실전동형모의고사 답안지
실제 시험과 같이 시간 안에
답안지까지 작성하는 훈련을
함께 할 수 있도록 OMR 답안
지 수록

상세한 해설

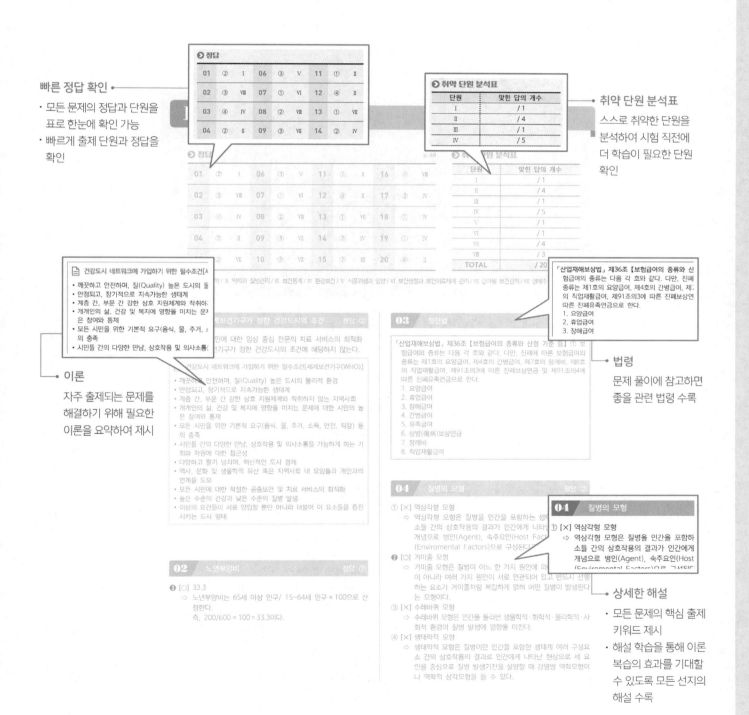

빠른 정답 확인

· 모든 문제의 정답과 단원을 표로 한눈에 확인 가능
· 빠르게 출제 단원과 정답을 확인

⊘ 정답

01	②	I	06	③	V	11	①	II
02	③	VII	07	①	VI	12	④	II
03	④	IV	08	②	VIII	13	①	VII
04	②	II	09	③	VII	14	②	IV

⊘ 취약 단원 분석표

단원	맞힌 답의 개수
I	/ 1
II	/ 4
III	/ 1
IV	/ 5

취약 단원 분석표

스스로 취약한 단원을 분석하여 시험 직전에 더 학습이 필요한 단원 확인

이론

자주 출제되는 문제를 해결하기 위해 필요한 이론을 요약하여 제시

> 건강도시 네트워크에 가입하기 위한 필수조건(세계보건기구(WHO))
>
> · 깨끗하고 안전하며, 질(Quality) 높은 도시의 물리적 환경
> · 안정되고, 장기적으로 지속가능한 생태계
> · 계층 간, 부문 간 강한 상호 지원체계와 착취하지 않는 지역사회
> · 개개인의 삶, 건강 및 복지에 영향을 미치는 문제에 대한 시민의 높은 참여와 통제
> · 모든 시민을 위한 기본적 요구(음식, 물, 주거, 소득, 안전, 직장) 등의 충족
> · 시민들 간의 다양한 만남, 상호작용 및 의사소통을 가능하게 하는 기회와 자원에 대한 접근성
> · 다양하고 활기 넘치며, 혁신적인 도시 경제
> · 역사, 문화 및 생물학적 유산 혹은 지역사회 내 모임들과 개인과의 연계를 도모
> · 모든 시민에 대한 적절한 공중보건 및 치료 서비스의 최적화
> · 높은 수준의 건강과 낮은 수준의 질병 발생
> · 이상의 요건들이 서로 양립할 뿐만 아니라 더불어 이 요소들을 증진시키는 도시 형태

02   노년부양비   정답 ③

❸ [O] 33.3
⇨ 노년부양비는 65세 이상 인구/ 15~64세 인구 × 100으로 산정한다.
즉, 200/600 × 100 = 33.3이다.

「산업재해보상법」 제36조 【보험급여의 종류와 산정 기준 등】 ① 보험급여의 종류는 다음 각 호와 같다. 다만, 진폐에 따른 보험급여의 종류는 제1호의 요양급여, 제4호의 간병급여, 제7호의 장례비, 제8호의 직업재활급여, 제91조의3에 따른 진폐보상연금 및 제91조의4에 따른 진폐유족연금으로 한다.
1. 요양급여
2. 휴업급여
3. 장해급여
4. 간병급여
5. 유족급여
6. 상병(傷病)보상연금
7. 장례비
8. 직업재활급여

**「산업재해보상법」 제36조 【보험급여의 종류와 신험급여의 종류는 다음 각 호와 같다. 다만, 진폐종류는 제1호의 요양급여, 제4호의 간병급여, 제의 직업재활급여, 제91조의3에 따른 진폐유족연금으로 한다.
1. 요양급여
2. 휴업급여
3. 장해급여**

법령

문제 풀이에 참고하면 좋을 관련 법령 수록

03   직접법

04   질병의 모형   정답 ②

① [X] 역삼각형 모형
⇨ 역삼각형 모형은 질병을 인간을 포함하는 생태계 요소들 간의 상호작용의 결과가 인간에게 나타난 개념으로 병인(Agent), 숙주요인(Host Factor), 환경요인(Enviromental Factors)으로 구성된다.

❷ [O] 거미줄 모형
⇨ 거미줄 모형은 질병이 어느 한 가지 원인에 의해서 이루어진 것이 아니라 여러 가지 원인이 서로 연관되어 있고 반드시 선행하는 요소가 거미줄처럼 복잡하게 얽혀 어떤 질병이 발생된다는 모형이다.

③ [X] 수레바퀴 모형
⇨ 수레바퀴 모형은 인간을 둘러싼 생물학적·화학적·물리적·사회적 환경이 질병 발생에 영향을 미친다.

④ [X] 생태학적 모형
⇨ 생태학적 모형은 질병이란 인간을 포함한 생태계 여러 구성요소 간의 상호작용의 결과로 인간에게 나타난 현상으로 세 요인을 중심으로 질병 발생기전을 설명할 때 감염병 역학모형이나 역학적 삼각모형을 들 수 있다.

04   질병의 모형

① [X] 역삼각형 모형
⇨ 역삼각형 모형은 질병을 인간을 포함하소들 간의 상호작용의 결과가 인간에게 개념으로 병인(Agent), 숙주요인(Host (Enviromental Factors)으로 구성되

상세한 해설

· 모든 문제의 핵심 출제 키워드 제시
· 해설 학습을 통해 이론 복습의 효과를 기대할 수 있도록 모든 선지의 해설 수록

실전동형 모의고사

잠깐! 실전동형모의고사 전 확인사항

실전동형모의고사도 실전처럼 문제를 푸는 연습이 필요합니다.

✔ 휴대전화는 전원을 꺼주세요.

✔ 연필과 지우개를 준비하세요.

✔ 제한시간 15분 내 최대한 많은 문제를 정확하게 풀어보세요.

매 회 실전동형모의고사 전, 위 사항을 점검하고 시험에 임하세요.

01회 실전동형모의고사

제한시간: 15분 **시작** 시 분 ~ **종료** 시 분 **점수 확인** 개/ 20개

01 공중보건 역사상 중세기의 특징으로 옳은 것은?

① 4체액설과 장기설이 있었다.
② 감염병이 범발적으로 유행하는 시기로 최초 검역실시와 검역법이 제정이 되었다.
③ 공중보건이 싹트는 시기로 스웨덴에서 1749년 세계 최초 국세조사를 실시하였다.
④ 세균학과 면역학이 발달하면서 예방의학적 사상이 싹트는 시기이다.

02 보건의료활동에 대한 설명으로 옳은 것은?

① 1차 보건의료는 응급처치가 필요한 질병대상자에게 제공한다.
② 2차 보건의료는 의료가 필요한 대상자가 맨 처음 의료인과 접촉할 때 제공한다.
③ 3차 보건의료는 장기요양이나 만성 질환관리사업을 제공하는 것이다.
④ 보건의료사업은 지역사회의 특정 집단을 대상으로 실시한다.

03 인플루엔자 양성 환자가 무증상일 때 검사를 통해 발견하는 예방수준의 활동으로 옳은 것은?

① 예방접종
② 환경위생
③ 조기치료
④ 사회복귀

04 지역적 특성에 따라 질병 발생의 차이를 비교하고자 할 때 사용하는 변수로 옳지 않은 것은?

① 연령
② 범유행성
③ 풍토병
④ 유행성

05 연구자나 피연구자 모두 어느 군에 속하는지를 모르게 하여 편견을 제거하여 선택적 바이어스를 예방하는 방법으로 가장 옳은 것은?

① 무작위 추출
② 이중맹검법
③ 위약투여법
④ 처치

06 숙주에게 어떠한 병원체가 침입하여 감염되었는데, 임상증상이 나타나지 않아 건강자와 다름없지만 지속적으로 병원체를 배출하며, 미생물학적 및 면역학적 방법에 의해서만 발견할 수 있는 감염병으로 옳은 것은?

① 일본뇌염
② 백일해
③ 홍역
④ 파라티푸스

07 미생물을 물리적·화학적 방법으로 죽이는 백신으로 가장 옳은 것은?

① 콜레라
② 디프테리아
③ 파상풍
④ 홍역

08 2급 법정감염병으로 옳은 것은?

① 결핵
② 일본뇌염
③ B형 간염
④ 말라리아

09 다음 간흡충증의 설명으로 옳지 않은 것은?

① 제4급 감염병이다.
② 항문 주위에 소양증을 발생시킨다.
③ 제1중간숙주는 왜우렁이이다.
④ 민물고기를 생식하는 지역주민이 주로 감염된다.

10 자외선의 특징으로 옳지 않은 것은?

① 2,800~3,200Å의 범위를 도르노선이라고 한다.
② 우리나라는 자외선을 5단계로 구분하여 발표한다.
③ 살균효과가 있다.
④ 눈의 망막에 상을 맺으며, 물체의 색을 분별한다.

11 「먹는 물 수질기준 및 검사 등에 관한 규칙」에 의거하여 먹는 물의 수질기준으로 옳지 않은 것은?

① 대장균군은 1mL 불검출
② 납은 0.01mL 이상 넘지 않아야 한다.
③ 잔류염소는 4.0mL 넘지 않아야 한다.
④ 총 트리할로메탄은 0.1mL 넘지 않아야 한다.

12 급속여과법에 대한 설명으로 옳은 것은?

① 여과막이 빨리 두터워지므로 사면대치를 1일 1회한다.
② 여과지에는 가장 밑에는 작은 자갈이 깔리고 그 위에는 모래를 간다.
③ 여과속도가 느려서 많은 양의 물을 여과시킬 수 없다.
④ 원수 중에 부유하는 미세입자를 제거하기 위해 약품 침전을 사용한다.

13 대기오염이 지구환경에 미치는 영향으로 옳지 않은 것은?

① 온실효과
② 오존층 파괴
③ 광합성 작용 증가
④ 엘니뇨 현상

14 환경호르몬이 갖는 특성으로 옳지 않은 것은?

① 생체호르몬과 달리 쉽게 분해되지 않으며 안정적이다.
② 생체 내 잔류하는 특성이 있다.
③ 생물체의 체내에 농축된다.
④ 암 발생을 억제하는 호르몬과 유사한 작용을 한다.

15 노동의 강도에 따라 정해진 에너지 대사율(RMR)의 기준으로 옳지 않은 것은?

① 경노동은 의자에 앉아 하는 손작업으로 0~1
② 중등노동은 지속작업을 하는 것으로 1~2
③ 강노동은 전형적인 지속작업을 요구하며 4~7
④ 격노동은 중도적 작업을 하는 것으로 7 이상

16 독소형 식중독균으로 옳은 것은?

① 보툴리누스균
② 노로바이러스
③ 살모넬라균
④ 장염비브리오균

17 특정 질병에 이환되어 증상이 나타난 환자 수가 500명이고, 중증장해정도 환자는 450명, 사망자는 50명으로 집계되었다. 치명률로 옳은 것은?

① 7
② 8
③ 9
④ 10

18 남자와 여자를 계층으로 나누고 각 표본을 무작위로 추출하는 방법은?

① 단순임의추출법
② 층화표본추출법
③ 계통적 추출법
④ 집락추출법

19 교육환경보호구역 설정에 대한 설명으로 가장 옳은 것은?

① 교육환경보호구역은 학교장이 설정한다.
② 절대보호구역은 학교 출입문에서 200m를 초과할 수 없다.
③ 상대보호구역은 학교경계선에서 100m이다.
④ 상대보호구역과 절대보호구역이 중복 시 절대보호구역 학교장이 관리한다.

20 객관적인 비만 측정 지표에 따라 비만이 아닌 사람은?

① 유치원 다니는 남아의 카우프 지수가 22 이상
② 초등학교 2학년 여아의 신장이 150cm 이상이며, 뢰어 지수가 160 이상
③ 근로자 A씨는 신체검사 결과 브로카 지수가 150 이상
④ 중년 여성의 비만도(BMI)가 24 이상

02회 실전동형모의고사

제한시간: 15분 **시작** 시 분 ~ **종료** 시 분 점수 확인 개/ 20개

01 대한민국 정부 수립 이후 보건복지부의 직제 개편의 명칭으로 가장 옳은 것은?

① 위생국
② 사회부
③ 보건부
④ 보건복지부

02 2~3년 주기로 반복적으로 발생하는 감염병으로 옳지 않은 것은?

① 백일해
② 홍역
③ 디프테리아
④ 인플루엔자A

03 코호트 연구의 장점으로 옳지 않은 것은?

① 한 번에 여러 가설을 동시에 검증할 수 있다.
② 비교적 신뢰성이 높은 자료를 얻을 수 있다.
③ 시간과 비용이 다른 연구에 비교하면 적게 든다.
④ 상대위험도와 귀속위험도를 측정할 수 있다.

04 백일해 발생률이 증가하면서 임산부와 임산부 가족에게 백일해 접종을 권장하고 있다. 접종 이후 생기는 면역으로 옳은 것은?

① 자연능동
② 자연수동
③ 인공수동
④ 인공능동

05 세계보건기구(WHO)의 설명으로 옳지 않은 것은?

① 1948년 4월 7일 UN의 보건전문기관으로 출범하였다.
② 1977년 'Health for all by the year 2000'라는 인류건강 실험 목표를 설정하였다.
③ 1978년 카자흐스탄 알마아타회의에서 일차 보건의료가 인류건강의 최선의 방법이라는 의견을 같이하였다.
④ 기후변화 문제의 해결을 위한 초석을 마련한 공로로 노벨 평화상을 수상하였다.

06 감염병 발생 시 신고·보고체계로 가장 옳은 것은?

① 기관의 장(의사 등) → 시·도 보건과 → 시·군·구 보건소 시·도 보건과 → 질병관리청
② 기관의 장(의사 등) → 시·군·구 보건소 → 시·도 보건과 → 질병관리청
③ 시·군·구 보건소 → 시·도 보건과 → 질병관리청 → 보건복지부
④ 시·도 보건과→ 시·군·구 보건소 → 질병관리청 → 보건복지부

09 A지역 0~14세 인구가 1,000명, 15~64세 인구는 1,000명이다. 65세 이상 노인 인구는 200명일 때 노년부양비로 옳은 것은?

① 2
② 16
③ 18
④ 20

07 응급 환자 발생 시 후송 전의 조치로 옳지 않은 것은?

① 출혈이 있는 경우는 지혈법에 의한 응급처치를 실시한다.
② 호흡이 정지 시 인공호흡에 의한 조치를 한다.
③ 환자가 의식이 있을 때 가장 편한 자세를 취하도록 한다.
④ 안색이 창백하면 머리를 높게 하고 다리를 낮게 한다.

10 칼슘(Ca)과 인(P)의 흡수 촉진, 골격의 석회화, 아미노산 재흡수 등의 기능을 가진 비타민으로, 부족할 때는 구루병에 영향이 있는 비타민은?

① 비타민 A
② 비타민 E
③ 비타민 C
④ 비타민 D

08 정신질환자 복지서비스를 지원하는 시설에 대한 설명으로 옳지 않은 것은?

① 정신건강증진시설에는 정신복지센터만 있다.
② 정신의료기관은 병원급 의료기관으로 정신질환자를 치료할 목적으로 설치된다.
③ 정신요양시설은 정신질환자를 입소시켜 요양서비스를 제공하는 시설이다.
④ 정신재활시설에서는 사회적응을 위한 각종 훈련과 생활지도를 하는 시설이다.

11 A지역의 출생수는 1,000명이고, 노인인구수는 2,000명이다. 이 지역의 인구구조 유형으로 가장 옳은 것은?

① 종형
② 별형
③ 항아리형
④ 호로형

12 대장균군의 수질오염 지표에 대한 설명으로 옳지 않은 것은?

① 최적확수는 일반적으로 검수 100mL당 대장균 수를 말한다.
② 대장균지수는 대장균군을 검출한 최소검수량의 역수로서 표시한다.
③ 먹는 물에 대한 대장균 검사는 추정시험 → 확정시험 → 완전시험 순서로 한다.
④ 상수도에서는 대장균군의 수치를 매일 1회 이상 수질검사를 한다.

13 염소처리가 잘못된 수질상태에 대한 설명으로 옳은 것은?

① 부활현상이 발생한다.
② 불연속점에서 염소처리를 한다.
③ 유리잔류염소를 0.2mg/L 정도로 유지한다.
④ THM 농도를 0.1mg/L로 제어한다.

14 대기오염 물질 중 가스상의 물질로 옳은 것은?

① 분진
② 연무
③ 훈연
④ 탄화수소

15 런던형 스모그와 LA형 스모그에 대한 설명으로 옳은 것은?

① 런던형 스모그는 침강성 역전의 기온역전이 나타난다.
② 런던형 스모그는 여름철에 나타난다.
③ LA형 스모그는 석탄과 석유계의 주된 연료사용으로 나타난다.
④ LA형 스모그는 낮에 많이 발생한다.

16 전리방사선 중 중성자의 설명으로 옳은 것은?

① 생물학적 효과비가 가장 낮다.
② 방사선 원자핵으로 쉽게 흡수된다.
③ 핵분열 반응으로 투과력이 가장 강하다.
④ 전자파로 비교적 투과력이 있다.

17 영상표시단말기(VDT) 작업관리시 인체에 나타날 수 있는 증상으로 옳지 않은 것은?

① 눈의 피로
② 근육계 손상
③ 정신신경장애
④ 레이노이드 현상

18 우리나라 「식품위생법」에서 규정한 식품첨가물 중 보존료의 설명으로 옳은 것은?

① 식품의 보존 기간을 연장시키는 것이다.
② 식품에 첨가하여 색깔을 내기 위한 재료이다.
③ 식품의 고유한 맛만을 충족을 느끼지 못할 경우 맛을 좋게 하고자 첨가하는 물질이다.
④ 공기 중의 산소에 변질을 방지하기 위해 사용하는 것이다.

19 가장 건강한 도시로 옳은 것은?

① 비례사망지수가 높은 도시
② α-index가 3으로 높은 도시
③ 평균수명이 65세인 도시
④ 코로나19 치명률이 평균보다 3 높은 도시

20 식품에 따라 단백질은 30%, 탄소화물은 5%, 지방 4% 정도가 식품의 소화·흡수·대사과정에서 에너지 소비가 증가하는 현상으로 옳은 것은?

① 비교에너지 대사량 증가
② 식품의 특이동적작용
③ 기초대사의 항일성
④ 식품의 동화작용

03 회　실전동형모의고사

01 「전의사경찰체계(A system of complete medical police)」라는 저서가 저술된 시기와 저자는?

① 여명기- 프랭크
② 확립기-라마찌니
③ 고대기-히포크라테스
④ 중세기-채드위크

02 전국민 인플루엔자 예방접종 70% 이상 접종률로 면역력을 가진 사람이 많을 때, 해당 인구집단이 그 감염병의 발생이나 전파를 저항할 수 있는 면역은?

① 자연면역
② 인공면역
③ 집단면역
④ 자가면역

03 감염병 관련 용어의 정의로 옳지 않은 것은?

① 생물테러감염병은 고의 또는 테러 등을 목적으로 이용된 병원체에 의하여 발생된 감염병이다.
② 인수공통감염병은 동물과 사람 간에 서로 전파되는 병원체에 의하여 발생한 감염병이다.
③ 감염병환자란 감염병병원체가 인체에 침입한 것으로 의심된 사람이다.
④ 병원체보유자란 임상적인 증상은 없으나 감염병병원체를 보유하고 있는 사람이다.

04 음용수에서 나는 강한 냄새의 원인으로 옳은 것은?

① 총 트리할로메탄 생성에 의한 것이다.
② 황산알류미늄의 여과기능에 의한 것이다.
③ 잔류염소가 기준치 이상 유리되어 있다는 것이다.
④ 불연속점 염소처리가 필요한 시점이다.

05 A 수영장의 수질기준을 잘 지키고 있는 농도로 가장 옳은 것은?

① pH 9.6
② 유리잔류염소 6mL
③ 과망간산칼륨 소비량 15mg/L
④ 탁도 1.4NTU

06 다음 설명하고 있는 대기오염의 현상은?

> 지상 5~7km의 대기권에 발달한 고기압이 정체할 때 지면의 뜨거운 공기를 가두어두는 현상

① 열섬현상
② 열돔현상
③ 열대야 현상
④ 라니냐 현상

07 다음의 산업재해현상을 설명한 것은?

> 1(증상 재해) : 29(무증상 재해) : 300(잠재성 재해)

① 하인리히 법칙
② 중대재해 이론
③ 스위스 치즈 모형
④ 근본원인분석

08 일차성 당뇨병 중 제 1형 당뇨병의 특징으로 옳지 않은 것은?

① 인슐린 의존형 당뇨병이다.
② 췌장의 인슐린 생산이 불가능하거나 소량으로 분비된다.
③ 소아당뇨라고도 한다.
④ 전체 당뇨의 90% 이상을 차지한다.

09 자녀의 수태조절을 위해 여러 가지 호르몬제를 사용하여 배란을 억제하는 방법으로 가장 옳은 것은?

① 경구피임제
② 자궁 내 피임장치
③ 페니돔
④ 기초체온법

10 다음에서 설명하고 있는 비타민B12의 설명으로 옳지 않은 것은?

① 수용성 비타민이다.
② 조혈기전에 작용한다.
③ 악성 빈혈을 예방하는 외적 인자이다.
④ 부족 시에는 성장 정지, 식욕 감퇴, 체중 감소, 구순염, 설염 등을 초래할 수 있다.

11 모자보건의 주요 용어에 대한 설명으로 옳지 않은 것은?

① 임산부는 임신 중이거나 분만 후 6주의 여성이다.
② 모성은 임산부와 가임기 여성이다.
③ 영유아는 출생 후 6년 미만인 사람이다.
④ 신생아는 출생 후 28일 이내의 영유아이다.

12 상반된 입장에 있는 전문가 2~3명이 각자의 입장에서 견해를 발표하여 청중에게 질문을 받고, 청중은 어느 견해에 찬성하고 반대하는지를 결정하는 방법은?

① 포럼(공개토론회)
② 패널토의
③ 집단토론
④ 심포지엄

13 순재생산율 값이 1 이상의 의미는?

① 인구증감이 없다.
② 1세대와 2세대 간의 여자 수가 같다.
③ 다음세대 인구의 감소이다.
④ 다음세대 인구의 증가이다.

14 인구증가에 대한 설명으로 옳지 않은 것은?

① 자연증가는 출생수가 사망수보다 큰 경우이다.
② 사회증가는 일정지역에서의 인구전입과 전출의 차이이다.
③ 인구증가율은 자연증가인구와 사회증가인구의 차이다.
④ 재생산율은 여자가 일생동안 낳은 여자아이의 평균 수이다.

15 산업재해보험의 특징으로 옳지 않은 것은?

① 사업주가 전액 부담한다.
② 재해발생에 따른 휴업급여는 전체손해액을 보상한다.
③ 자진납부를 원칙으로 한다.
④ 재해보상의 이의신청을 신속히 처리하기 위하여 재심사청구제도를 운영한다.

16 보건통계 중 변수가 명목척도인 것은?

① 온도
② 성별
③ 무게
④ 길이

17 다음의 ㉠과 ㉡에 들어갈 내용으로 가장 옳은 것은?

(㉠)은/는 (㉡)(이)나 지방질 성분이 많은 식품
이 미생물의 번식으로 분해되어 변질된 것이다.

	㉠	㉡
①	부패	암모니아
②	변패	탄수화물
③	산패	지방
④	변질	아민

18 중금속 중독 예방수칙을 지키지 않은 근로자는?

① A근로자: 납 중독 예방을 위해 호흡보호구를 착용
했어.
② B근로자: 크롬 중독을 예방하기 위해 비중격 점막에
바셀린을 발랐어.
③ C근로자: 수은이 옷에 묻을까봐 고무장비를 착용했어.
④ D근로자: 카드뮴은 골연화에 영향을 주기 때문에 호
흡보호구를 착용했어.

19 폐기물은 저지대에 버린 후 복토를 덮는 방법으로 전
세계 고형 폐기물의 90% 이상이 처리하는 방법은?

① 소각법
② 퇴비법
③ 재활용
④ 매립법

20 매개곤충 내에서 병원체가 증식과 발육하여 전파하는
것으로 대표적인 예시로는 말라리아가 있는 생물학적
전파의 방법은?

① 증식발육형
② 증식형 전파
③ 발육형 전파
④ 경란형 전파

04회 실전동형모의고사

제한시간: 15분 | 시작 시 분 ~ 종료 시 분 | 점수 확인 개/ 20개

01 공중보건학의 영역 중 보건관리 분야는?

① 보건교육
② 환경위생
③ 환경오염
④ 역학

02 매개곤충 내에서 위장관에 증식하여 대변과 함께 나와 숙주의 상처를 통해 전파하는 전파양식과 감염성 질병으로 옳은 것은?

① 경란형 - 록키산 홍반열
② 발육형 - 사상충증
③ 발육증식형 – 말라리아
④ 배설형 - 발진티푸스

03 다음의 <보기>에서 설명하는 정신장애의 종류로 가장 옳은 것은?

<보기>
• 감정, 사고, 행동 등 장애
• 망상, 환각, 비조직적 언어와 행동
• 20~40세 인구에서 다발적 발생
• 부모 중 한 명이 이환된 경우 자녀의 9~10%에서 발병

① 신경증(neurosis)
② 조울병(manic depressive psychosis)
③ 인격장애(personality disorder)
④ 조현병(schizophrenia)

04 황색포도상구균 식중독의 특징으로 옳은 것은?

① 세균성 식중독 중에서 잠복기가 가장 짧다.
② 통조림, 소시지 등이 혐기성 상태에서 발생하는 신경독소이다.
③ 잠복기가 12~36시간이나, 2~4시간 이내 신경증상이 나타날 수 있다.
④ 증상으로는 약시, 복시, 연하곤란, 변비, 설사, 호흡곤란이 있다.

05 항아리형의 인구구조를 갖고 있는 도시의 가장 큰 문제점으로 옳은 것은?

① 경제활동인구가 증가한다.
② 노령인구가 증가하여 노인문제가 대두된다.
③ 어린이집 부족현상이 발생하여 증원 계획을 세워야 한다.
④ 감염병의 발생률을 확인하고 보건정책을 수립해야 한다.

06 신체적, 정신적 그리고 사회적 안녕이 완전한 상태가 건강이라고 주장하는 건강모형으로 가장 옳은 것은?

① 사회·생태학적 모형
② 세계보건기구 모형
③ 전인적 모형
④ 생의학적 모형

07 노년기의 삶의 질적 저하를 예방하고 가족지지체계의 붕괴를 예방하기 위한 2차 예방수준으로 옳은 것은?

① 뇌졸중에 대한 예방으로 식이요법과 운동예방교육 실시
② 이학적 검사에 의한 확인 및 선별검사에 의한 확인
③ 잃어버린 일상생활동작능력을 회복
④ 노년기의 삶의 질을 유지·회복

08 B지역 백일해의 민감도로 옳은 것은?

구분		백일해		계
		있음	없음	
검사결과	양성	100	500	600
	음성	10	500	510
계		110	1,000	1,110

① 90.9
② 50.0
③ 16.7
④ 98.0

09 소화기계로 침입하는 감염병으로 옳은 것은?

① 두창
② 성홍열
③ 장티푸스
④ 인플루엔자

10 숙주에게 감수성이 가장 낮은 감염병으로 옳은 것은?

① 8세 남아의 홍역 발생
② 신생아의 백일해로 감염된 엄마
③ 아동의 성홍열
④ 폴리오 감염으로 장애가 발생한 신생아

11 다음 (ㄱ), (ㄴ)에 들어갈 우리나라 급성 감염병 관리 수준과 세계보건기구의 급성 감염병 관리 단계로 가장 옳은 것은?

> • 우리나라: (ㄱ)는 국내 유입된 코로나19가 전국적으로 확산되는 단계이다.
> • 세계보건기구: (ㄴ)는 2개 대륙 이상에서 유행하는 단계이다.

	(ㄱ)	(ㄴ)
①	관심단계	3단계
②	주의단계	4단계
③	경계단계	5단계
④	심각단계	6단계

12 장티푸스에 대한 설명으로 옳은 것은?

① 제1급 감염병이다.
② 열은 발생하지 않고 복통이 주증상이다.
③ 감수성은 전반적으로 높은 편이다.
④ 인공수동면역으로 사균백신이 있다.

13 정규분포에 대한 설명으로 옳지 않은 것은?

① 평균을 중심으로 좌우가 대칭이다.
② 정규곡선은 좌우로 횡축에 무한히 접근하나, 닿지는 않는다.
③ 정규곡선의 모양과 위치는 표준편차와 평균에 의하여 결정한다.
④ 정규곡선의 전체면적은 100이다.

14 100℃의 끓는 물에서 15~20분간 처리하는 멸균법은?

① 자비멸균법
② 고압증기멸균법
③ 유통증기멸균법
④ 저온소독법

15 소독제의 이상적인 조건으로 가장 옳은 것은?

① 부식성과 표백성이 있어야 한다.
② 물에 잘 녹아야 한다.
③ 냄새가 있어야 한다.
④ 석탄계수가 낮아야 한다.

16 소독제에 대한 설명으로 가장 옳은 것은?

① 질산은은 자극성이 없어 눈의 결막에 사용가능하다.
② 피부에 상처 발생 시 포자균까지 살균할 수 있는 과산화수소를 사용한다.
③ 수영장 물 소독을 위해 강한 살균력이 있는 생석회를 사용한다.
④ 환자 퇴원 시 바이러스 소독효과가 강한 크레졸로 침상 소독을 실시한다.

17 다음은 일지역의 연간 대기 상태이다. 대기질에 문제가 있는 초과 대상으로 옳은 것은?

① 아황산가스: 0.05ppm 이하
② 이산화질소: 0.03ppm 이하
③ 미세먼지(PM-10): 50ug/㎥ 이하
④ 벤젠: 5ug/㎥ 이하

18 다음 중 산업재해 보상급여의 내용으로 옳은 것은?

```
ㄱ. 요양급여
ㄴ. 휴업급여
ㄷ. 간병급여
ㄹ. 시설급여
```

① ㄱ, ㄴ
② ㄱ, ㄴ, ㄷ
③ ㄱ, ㄴ, ㄹ
④ ㄱ, ㄷ, ㄹ

19 노인장기요양등급 기준에 따라 장기요양점수가 60~75점 미만일 경우 심신 기능의 상태로 옳은 것은?

① 일상생활에서 전적으로 다른 사람의 도움이 필요한 상태
② 일상생활에서 상당 부분 다른 사람의 도움이 필요한 상태
③ 일상생활에서 부분적으로 다른 사람의 도움이 필요한 상태
④ 심신의 기능상태 장애로 일상생활에서 일정 부분 다른 사람의 도움이 필요한 상태

20 사업주는 산업재해 예방을 위해 근로자와 유해물질을 분리하는 방법으로 기계작용을 원격으로 설치하였다. 이에 해당하는 작업환경관리의 원칙으로 옳은 것은?

① 대치
② 격리
③ 환기
④ 교육

05회 실전동형모의고사

제한시간: 15분 **시작** 시 분 ~ **종료** 시 분 점수 확인 개 / 20개

01 공중보건에 대한 설명으로 옳은 것은?

① 공중보건의 대상은 개인이나 가족이다.
② 지역사회의 공중보건은 치료 중심이다.
③ 지역사회의 임상적 진단을 중요시한다.
④ 공중보건의 목적은 질병예방, 수명연장, 신체적 정신적 효율의 증진이다.

02 어린이 폐결핵 검진 순서 중 가장 먼저 실시하는 검사는?

① X선 직접촬영
② X선 간접촬영
③ 객담검사
④ PPD 반응검사

03 하수도 처리에서 분류식 구조와 비교하였을 때 합류식 구조의 단점으로 가장 옳은 것은?

① 시설비가 많이 든다.
② 자연청소가 어렵다.
③ 수리·검사가 어렵다.
④ 악취발생과 범람의 우려가 있다.

04 위생해충과 매개질환의 연결로 옳지 않은 것은?

① 파리: 일본뇌염
② 벼룩: 페스트
③ 이: 재귀열
④ 모기: 사상충증

05 잠함병이 발생하는 기전으로 가장 옳은 것은?

① 혈중 내에 산소의 증가
② 체액 및 지방조직에 질소기포의 형성
③ 체액 및 혈중에 이산화탄소의 증가
④ 신경과 혈관에 산소 및 이산화탄소의 감소

06 열경련의 중요한 원인으로 옳은 것은?

① 고열에 의한 만성 체력 소모
② 지나친 발한에 의한 탈수와 염분 소실
③ 말초혈관 운동신경의 장애와 심박출량의 부족으로 인한 순환부전
④ 태양 직사광선으로 뇌의 온도 상승에 따른 체온중추 기능의 장애

07 작업장의 노출로 발생할 수 있는 직업병의 사례로 옳지 않은 것은?

① 20년 동안 방직공장에 다녀 소음성 난청이 발생한 근로자
② 30년간 어부업을 하여 잠함병 발생
③ 공장에서 보호구 미착용 상태로 용접을 하다가 백내장 발생
④ 장시간 착암기 사용으로 레이노이드 증후군을 진단받음

08 일산화탄소 중독 시 혈중 CO-Hb 농도가 즉사 기준은?

① 50~60%
② 60~70%
③ 70~80%
④ 80% 이상

09 보건의료체계 구성 요인 중 보건의료자원의 개발 요인으로 옳은 것은?

① 공공재원
② 비정부기관
③ 보건의료인력
④ 의사결정

10 성별에 따른 흡연유무의 차이 분석을 하려고 할 때 검정방법으로 옳은 것은?

① 교차분석
② 독립T검정
③ 분산분석
④ 상관분석

11 신맬서스주의에서 주장하는 인구규제방법으로 가장 옳은 것은?

① 도덕적 억제
② 성순결
③ 만혼장려
④ 피임과 낙태

12 살균력은 좋으나 금속을 부식시키며 인체의 피부점막에 자극을 주며 인체에 축적되어 수은 중독이 발생하는 소독제는?

① 알코올
② 생석회유
③ 과산화수소
④ 염화제 2수은

13 질병관리청에 따른 우리나라의 결핵환자가 전체 인구의 30%를 차지한다는 것의 의미로 가장 옳은 것은?

① 결핵유병률
② 결핵발생률
③ 결핵발병률
④ 결핵병원력

14 복사열을 측정하는 도구로 옳은 것은?

① 흑구온도계
② 수은온도계
③ 풍차온도계
④ 카타온도계

15 격리가 필요하지 않으나 발생시속 감시가 필요하여 24시간 이내에 신고해야 하는 감염병 대상자는?

① 결핵 발생 1일차 근로자
② 콜레라 진단 2일차 회사원
③ 일본뇌염에 물린 노인
④ 코로나19 감염된 지 3일된 학생

16 감염병 관리상 현성 감염자보다 보균자의 관리가 더 중요한 가장 큰 이유는?

① 증상이 심각하기 때문이다.
② 발견하기 어렵기 때문이다.
③ 관리가 가장 쉽기 때문이다.
④ 전파의 기회가 많기 때문이다.

17 연탄이 연소할 때 일산화탄소가 가장 많이 발생하는 시점으로 가장 옳은 것은?

① 연탄이 불완전하며 타기 시작할 때
② 연소가 시작되어 화력이 가장 클 때
③ 연소가 발생하지 않을 때
④ 연탄이 완전 연소되어 꺼질 때

18 조선시대 왕실의 의료를 담당했던 부서로 가장 옳은 것은?

① 내의원
② 전의감
③ 상약국
④ 태의감

19 링겔만 비탁표 2도에 따른 매연농도로 옳은 것은?

① 20%
② 30%
③ 40%
④ 50%

20 사보험과 비교했을 때 사회보험의 특징으로 옳지 않은 것은?

① 강제가입의 원칙으로 한다.
② 보험가입을 하지 않으면 서비스를 받을 수 없다.
③ 차등급여를 받는다.
④ 집단보험이다.

06회 실전동형모의고사

제한시간: 15분 **시작** 시 분 ~ **종료** 시 분 **점수 확인** 개/ 20개

01 영국의 채드윅(E. Chadwick)의 업적으로 옳지 않은 것은?

① 위생개혁의 선구자이다.
② 열병보고서를 정부에 보고하였다.
③ 세계 최초의 공중보건법 제정에 이바지하였다.
④ 노동자들의 건강과 사회복지를 향상시키고자 한 의학자이다.

02 다음에서 설명하고 있는 로저스와 헤켄베르그의 역학적 건강의 변천단계로 옳은 것은?

> • 고령층의 사망률이 급격히 감소한다.
> • 새로운 형태의 생활습관요인이 사망에 영향을 준다.
> • 암, HIV, 고혈압 등이 주요 질병으로, 감염병은 감소한다.

① 범유행 감축의 시대
② 만성 퇴행성 질환 시대
③ 지연된 퇴행성 질환의 시대
④ 신종 감염 및 재출현의 시대

03 타당도와 신뢰도에 대한 설명으로 옳지 않은 것은?

① 타당도는 얼마나 정확하게 측정하였는지의 정도를 의미한다.
② 타당도 측정방법에는 민감도, 특이도, 신뢰도가 있다.
③ 신뢰도를 높이기 위하여 관측자의 숙련도를 높이는 방법이 있다.
④ 신뢰도의 측정방법에는 일치도, 일치율, 카파통계량 및 상관계수가 있다.

04 비교하고자 하는 집단 간의 측정오류의 정도가 서로 다를 때 초래되는 바이어스로 옳은 것은?

① 선택적 바이어스
② 정보 바이어스
③ 교란 바이어스
④ 시간 바이어스

05 다음 중 신체활동과 비만과의 연관성 지표로서의 민감도로 옳은 것은?

구분	비만 유	비만 무	합계
신체활동 유	100	2,000	2,100
신체활동 무	800	300	1,100

① 100/900*100
② 100/800*100
③ 2,300/300*100
④ 2,300/2,000*100

06 비교위험도에 대한 설명으로 옳지 않은 것은?

① 원인에 노출되지 않은 집단의 질병발생률에 비해 원인에 노출된 집단의 질병발생률이 몇 배인지를 측정하는 것이다.

② RR > 1의 의미는 위험요인에 대한 노출로 인한 질병발생 원인일 가능성이 낮다는 것이다.

③ 코호트 연구에 적용이 가능하다.

④ 질병발생이 매우 드문 경우, 상대위험도와 교차비는 거의 비슷한 값을 나타낸다.

07 유행질환의 기술역학적 분석 내용으로 옳지 않은 것은?

① 유행곡선의 작성

② 유행 원인에 대한 가설 설정

③ 유행규모 파악

④ 잠복기 분포를 이용하여 병원체 종류 추정

08 감염병의 관리를 위한 숙주관리로 옳지 않은 것은?

① 병원체와 병원소를 관리한다.

② 예방접종을 한다.

③ 운동과 영양관리를 한다.

④ 환자를 조기 발견 및 조기 치료한다.

09 병원체 종류 중 세균(박테리아)에 해당되는 종류는?

① 장티푸스

② 홍역

③ 수두

④ 풍진

10 석면규폐증에 대한 설명으로 가장 옳은 것은?

① 유리규산의 분진으로 발생

② 폐 조직의 만성 섬유증식화

③ 말기에 폐결핵 발생

④ 내화직물 등에 발암성 물질이 포함되어 폐암을 유발

11 디프테리아 진단 검사 방법으로 옳은 것은?

① Widal test
② Dick test
③ Schick test
④ Mantoux test

14 당뇨병 진단 예방을 위한 1차 예방으로 가장 옳은 것은?

① 당뇨병의 위험인자인 과체중, 운동부족 등을 체계적으로 관리한다.
② 내당능장애, 당화혈색소를 측정하여 당뇨병 발생 조기검진을 실시한다.
③ 당뇨병 합병증을 예방하기 위하여 혈당을 모니터링한다.
④ 당뇨관리 프로그램에 참여하여 해부학적 손상을 예방한다.

12 만성 질환의 역학적 특성으로 옳지 않은 것은?

① 3개월 이상 지속적으로 진행된다.
② 증상의 악화와 호전을 반복하여 결국에는 나쁜 방향으로 진행된다.
③ 원인 규명이 확실하다.
④ 유병률이 발생률보다 높다.

15 기후형에 대한 설명으로 옳지 않은 것은?

① 대륙성 기후는 일교차가 크고, 여름에는 온도가 높다.
② 해양성 기후는 기온변화가 육지보다 크고 급격하며, 자외선량과 오존량이 많다.
③ 산악기후는 자외선량과 오존량이 많다.
④ 산림기후는 일교차가 적고, 습도는 비교적 높다.

13 우리나라 7대 암 검진 권고안으로 옳지 않은 것은?

① 위암은 40대 이상에게 2년 주기로 실시한다.
② 간암은 고위험군 검진대상자에게 6개월 주기로 실시한다.
③ 폐암은 흡연유무에 관계없이 54-74세 대상으로 실시한다.
④ 갑상선암도 7대 암 검진 대상이다.

16 다음에서 설명하고 있는 환경보건을 위한 국제협약으로 옳은 것은?

> • 오존층 파괴물질의 생산과 소비량을 감축하고자 한다.
> • 염화불화탄소, 할론 등 96종의 오존층 파괴물질을 규제대상물질로 규정한다.

① 교토 의정서
② 몬트리올 의정서
③ 비엔나 협약
④ 리우 UN환경개발회의

17 기후변화협약인 교토의정서에서 온실가스로 규정된 것으로 옳지 않은 것은?

① 탄화수소
② 아산화질소
③ 불화탄소
④ 불화유황

18 수질이 좋은 상태로 옳은 것은?

① 과망간산칼륨 소비량이 높아진다.
② 부유물질이 많다.
③ 암모니아성 질소가 오염 초반에 많이 검출된다.
④ 용존산소량이 많아진다.

19 무기질인 '인' 대한 설명으로 옳은 것은?

① 신장기능에 문제가 발생한다.
② 주요 항산화물질작용을 한다.
③ 뼈와 치아를 구성한다.
④ 골격과 에너지 대사에 관여한다.

20 실제 장면을 보여주며 지도하고 현실적으로 실천을 가능하게 하는 효과적인 교육방법의 장점으로 가장 옳은 것은?

① 주의집중, 동기유발이 용이하다.
② 많은 대상자들에게 교육할 수 있다.
③ 교육준비시간이 짧다.
④ 전문가들이 심도 있는 의견을 나눌 수 있다.

07회 실전동형모의고사

제한시간: 15분 시작 시 분 ~ 종료 시 분 점수 확인 개/ 20개

01 우리나라의 주요 보건사업의 역사적 순서로 3번째로 시행한 것은?

① 치매 국가 책임제
② 전국민의료보험 실시
③ 지역보건법 명칭 개정 및 시행
④ 지역사회 통합건강증진사업

02 포괄수가제의 단점으로 옳은 것은?

① 병원 대기시간이 길어진다.
② 보험계약체결에 어려움이 있다.
③ 과잉진료를 하거나 지나친 신기술을 도입한다.
④ 질병명 조작으로 부당청구가 증가한다.

03 산업보험의 특징으로 옳지 않은 것은?

① 가장 오래된 사회보험
② 의료보장과 소득보장
③ 실업급여, 고용안정 및 직업능력개발
④ 근로복지공단에서 집행

04 질병을 일으키지 못하도록 세균과 바이러스에 변화를 주어 개발된 백신으로 가장 옳은 것은?

① 디프테리아, 파상풍, 두창
② 파상풍, 장티푸스, 폴리오
③ 일본뇌염, 결핵, 홍역
④ 페스트, 광견병, 인플루엔자

05 다음 <보기>에 해당하는 작업장에서 근무하는 근로자가 주기적으로 실시해야 하는 법적 건강진단의 종류로 가장 옳은 것은?

―――――― <보기> ――――――
• 야간작업
• 소음에 노출
• 화학적 인자에 노출

① 일반건강진단
② 특수건강진단
③ 임시건강진단
④ 수시건강진단

06 잠재감염에 대한 설명으로 가장 옳지 않은 것은?

① 병원체가 숙주에 증상을 일으키지 않는다.
② 예시로는 결핵, B형 바이러스 감염, 단순포진 등이 있다.
③ 면역결핍증으로 저항력이 약해지면 증상과 징후가 나타난다.
④ 잠재감염을 일으키는 감염병은 가장 진화가 덜 된 병원체로 증상을 발현시키지 못하여 숙주가 평형상태를 이룰 수 있는 것이다.

07 WHO에서 제시한 1차 보건의료접근 필수요소 중 지역사회가 쉽게 받아들일 수 있는 방법으로 사업이 제공되어야 하는 4As는?

① 접근성
② 수용가능성
③ 주민참여
④ 양질의 의료서비스

08 다음에서 설명하고 있는 유해광선으로 옳은 것은?

- 비타민 D 생성에 도움을 준다.
- 혈액의 재생기능을 촉진시켜 신진대사를 항진한다.
- 살균작용을 한다.

① 자외선
② 가시광선
③ 적외선
④ X - 선

09 수질오염의 특징에 대해 잘못 설명한 학생은?

① 영희: 암모니아성 질소가 검출된 것은 오염이 진행된 지 얼마되지 않은 수질상태야.
② 준석: 과망간산칼륨이 많이 소비되는 것은 물 속에 오염된 물이야.
③ 미주: 현재 우리나라는 대장균군 검출 확인을 위해 검수 10mL씩 5개 모두 음성으로 나와야 돼.
④ 성희: 생물학적 오염도가 높을수록 깨끗한 물이야.

10 온열조건의 설명으로 옳지 않은 것은?

① 온열요소는 기온·기습·기류이다.
② 하루의 최고기온과 최저기온의 차이는 일교차이다.
③ 불감기류는 0.5m/sec 이하이다.
④ 기류를 측정하는 도구는 흑구온도계이다.

11 저출생이 지속되면서, 전체 인구 중 0~14세 인구가 50세 이상 인구의 2배가 되지 않는 인구구조의 유형은?

① 종형
② 항아리형
③ 별형
④ 호리병형

12 다음에 해당하는 대상자의 노인장기요양보험의 등급판 정기준의 인정 최소점수로 옳은 것은?

일상생활에서 상당부분 다른 사람의 도움이 필요하다.

① 95점 이상
② 75점 이상
③ 60점 이상
④ 51점 이상

13 정신건강을 위한 사례관리의 필요성으로 옳지 않은 것은?

① 정신질환의 시설화의 영향
② 정신보건서비스 전달의 지방분권화
③ 정신보건서비스의 단편성 문제
④ 정신보건서비스의 비용 효과성에 대한 인식의 증가

14 생태학적 모형에서 감염에 성공할 수 있는 병원체 요인 으로 가장 옳은 것은?

① 외부에서 생존 및 증식능력이 강하다.
② 연령과 면역에 영향이 있다.
③ 생활습관과 관련이 있다.
④ 환경적 변화이다.

15 감염성 질환의 생성의 단계 중 괄호 안에 들어갈 단계 의 특징으로 옳지 않은 것은?

병원체 → 병원소 → (   ) → 전파 → 침입 → 새로 운 숙주의 저항성

① 코로나19는 대화, 기침 등으로 호흡기계 탈출을 한다.
② 기계적 탈출의 원인으로 주사기 사용도 있다.
③ 한센병은 상처부위에서 직접 병원체가 탈출한 것이다.
④ 폴리오는 피부기계 탈출이다.

16 질병예방 수준의 3차 예방 수준으로 옳은 것은?

① 성인 대상 건강증진 활동
② 감염병 조기검진
③ 정신건강 재활활동
④ 결핵의 적극적인 치료

17 「산업재해보상보험법」에 따라 다음의 산업재해 발생 시 근로자에게 제공할 수 있는 산업재해보상 내용으로 옳은 것은?

> 근로자가 업무상의 사유로 사망한 경우에 지급하되, 평균임금의 120일분에 상당하는 금액을 그 장례를 지낸 유족에게 지급한다. 장해급여는 근로자가 업무상의 사유로 부상을 당하거나 질병에 걸려 치유된 후 신체 등에 장해가 있는 경우에 그 근로자에게 지급한다.

① 장해급여, 유족급여
② 장례비, 장해급여
③ 장례비, 유족급여
④ 요양급여, 장의비

18 다음에서 설명하고 있는 식중독의 종류로 옳은 것은?

> • 잠복기가 짧다.
> • 가열에 예방효과가 없다.
> • 생균이 전혀 없어도 발생할 가능성이 있다.
> • 균체가 외독소이다.

① 포도상구균 식중독
② 살모넬라 식중독
③ 장염 비브리오 식중독
④ 병원성 대장균 식중독

19 학교 보건교사 배치기준으로 옳은 것은?

① 모든 학교 18학급 이상이며 보건교사 2인 배치
② 중학교는 9학급 기준으로 보건교사 1인과 학교의사 1인 배치
③ 36학급 이상 고등학교 이하에 보건교사 2명 배치
④ 대학교 36학과 이상 시 보건교사 2명 이상 배치

20 정부가 어린이 보호구역 자동차 속도 30km 이상 초과 시의 과태료를 대폭 상향시켰다면, 이는 오타와 헌장에서 제안한 어떤 건강증진활동에 해당하는가?

① 지지적 환경 조정
② 건강한 공공정책 수립
③ 개인기술개발
④ 건강서비스 방향 재설정

08회 실전동형모의고사

제한시간: 15분 시작 시 분 ~ 종료 시 분 점수 확인 개/ 20개

01 공중보건사업의 특징으로 옳은 것은?

① 공중보건사업의 대상은 제한적이다.
② 공중보건사업은 지역사회에서 실행이 된다.
③ 공중보건사업의 주요 목적은 치료이다.
④ 공중보건의 주체는 국가가 단독으로 관리한다.

02 현재의 건강상태를 최고 수준의 건강을 목표로 심신을 육성하는 건강증진 이념을 포함한 적극적 건강관리를 연구하는 학문은?

① 치료의학
② 재활의학
③ 건설의학
④ 사회의학

03 고려시대의 빈민이나 행려자 의료사업과 구제사업을 수행하는 기관은?

① 태의감
② 상약국
③ 혜민국
④ 대비원

04 2차 질병예방대책으로 옳은 것은?

① 신생아 예방접종
② 치매 예방교육
③ 당뇨병 대상자 합병증 관리 교육
④ 암 조기진단 및 치료

05 다음 <보기>에서 설명하는 모형으로 옳은 것은?

─── <보기> ───
• 모형의 주요요인은 숙주요인, 외부환경요인, 개인행태 요인이다.
• 만성 질병이 증가하고 있으며, 개인행태요인의 중요성 을 강조하고 있다.
• 고혈압, 당뇨, 이상지혈증 등 비감염성 질환이 증가를 개인의 건강행위로 개선 및 조절이 가능함을 설명한 모형이다.

① 생의학적 모형
② 생태학적 모형
③ 사회생태학적 모형
④ 총체적 모형

06 직업유무 및 종류, 주거, 작업환경, 교육수준, 가구소득 등이 영향을 주는 건강결정요인으로 옳은 것은?

① 생활습관요인
② 사회경제환경요인
③ 유전적 요인
④ 화학적 요인

07 건강친화기업 인증제도에 대한 설명으로 옳지 않은 것은?

① 인증 유효기간은 인증을 받을 날로부터 3년이다.
② 허위로 인증을 받을 경우 취소할 수 있다.
③ 인증 신청은 시·군·구청장에게 신청한다.
④ 인증기간 이후 연장하여 복지 혜택을 받을 수 있다.

08 HP2030의 비감염성질환 예방관리 지표로 옳지 않은 것은?

① 유산소 신체활동 실천율
② 손상사망률
③ 고혈압 유병률
④ 비만 유병률

09 다음에서 설명하고 있는 분석역학 방법은?

> 1950년에 발표한 영국의 연구자 Doll과 Hill은 영국인 의사들(남자 1,298명, 여자 120명)을 대상으로 한 역학연구에서 일반적으로 흡연자는 비흡연자에 비하여 폐암에 걸릴 위험이 14배 높다는 결론을 내렸다. Doll과 Hill은 1954년 재차 10년에 걸친 조사연구를 발표했는데, 하루 한 갑 이상 흡연자는 비흡연자에 비해서 폐암의 위험도가 30배이며, 하루 15개피 이하 흡연자는 7배에 달함을 보고하여 흡연이 폐암의 으뜸가는 원인이라는 사실을 명확히 확인하였다.

① 기술연구
② 단면연구
③ 환자-대조군 연구
④ 후향적 코호트

10 다음에서 설명하고 있는 역학질병발생 모형은?

> • 숙주와 환경 사이의 관계를 나타내는 모형
> • 숙주의 내적 요인(유전)과 숙주를 둘러싸고 있는 환경요인의 상호 작용에 의해서 질병이 발생. 질병발생요인을 알수 있어 역학적 연구에 활용
> • 만성질병 발생을 설명할 때 활용

① 수레바퀴 모형
② 건강증진 모형
③ 원인망 모형
④ 지렛대 모형

11 백일해의 특징으로 옳은 것은?

① 코플릭스 반점과 발진이 발생한다.
② 딸기혀가 된다.
③ 발작적인 기침을 한다.
④ 양쪽 귀 밑에 염증이 생긴다.

14 기후요소에 대한 설명으로 옳지 않은 것은?

① 기온, 기습, 기류는 기후의 3요소이다.
② 쾌적한 기습은 40~70%이다.
③ 불쾌지수 70에서는 10%의 사람이 불쾌감을 느낀다.
④ 공기중 $1m^3$ 중 포화수증기량에 대한 현재 함유된 수증기량의 비를 쾌적기류라 한다.

12 소고기를 생식으로 하여 발생할 수 있는 기생충은?

① 폐흡충증
② 무구조충증
③ 간흡충증
④ 요코가와 흡충

15 체온조절의 부조화로 뇌온상승에 의한 중추신경장애가 원인이 되는 열중증은?

① 열사병
② 열쇠약
③ 열경련
④ 열피로

13 태반이나 모유수유로부터 받은 후천적 면역은?

① 인공수동
② 인공능동
③ 자연수동
④ 자연능동

16 실내공기를 오염시키는 원인으로 옳지 않은 것은?

① 호흡과 기타에 의한 일산화탄소의 증가
② 연료가 연소할 때 나타나는 일산화탄소와 이산화탄소의 증가
③ 공장이나 도로에서 발생하는 도시공해로 인한 공기오염
④ 인체와 기타에서 발생하는 열, 냄새, 수증기 등

17 다음 설명하고 있는 식중독은?

- 원인균이 Enterotoxin 분비하여 식중독 발생
- 증상: 수양성 설사, 복통
- 원인 식품: 가축과 가금류, 어패류 등
- 혐기성 균으로 집단 급식에서 자주 발생(집단조리식중독)
- 예방: 식품 가열조리, 급속한 냉각 저장, 분변 오염방지

① 웰치균 식중독
② 캠필로박터균 식중독
③ 장염비브리오 식중독
④ 장출혈성 대장균감염증

18 식품의 색을 안정화시키거나, 유지 또는 강화시키는 식품첨가물은?

① 감미료
② 발색제
③ 산화방지제
④ 젤형성제

19 프라이(Fry)의 의료체계분류 중 사회보장형의 특징으로 옳지 않은 것은?

① 국민보건서비스형이다.
② 무료 의료서비스이다.
③ 의료자원과 의료서비스의 균등하게 분포하고 균등한 기회를 준다.
④ 행위별 수가제를 채택했다.

20 「국민건강증진법 시행령」 제19조에 따른 보건교육의 내용으로 옳지 않은 것은?

① 금연·절주 등 건강생활의 실천에 관한 사항
② 만성퇴행성질환 등 질병의 예방에 관한 사항
③ 구강건강에 관한 사항
④ 건강이해능력 향상 관련 사항

09회 실전동형모의고사

제한시간: 15분 **시작** 시 분 ~ **종료** 시 분 점수 확인 개/ 20개

01 학생들에게 나타날 수 있는 건강행동 개선을 위한 집단
－지역사회수준 보건교육의 모형은?

① PRECEDE - PROCEED
② 범이론적 모형
③ 지식태도실천모형
④ 건강신념모형

02 브래드쇼(Bradshaw)의 요구도 유형 중 규범적 요구로
옳은 것은?

① 치매전문가가 치매의 중요성을 알리기 위하여 치매
예방을 주제로 보건교육을 하는 것이다.
② 대상자가 자신이 마음속으로 치매교육을 원하는 것
을 주제로 한다.
③ 대상자들이 치매교육을 원한다고 한 목소리를 냈다.
④ 두 지역을 비교해서 문제가 큰 질병에 대한 주제를
선정한다.

03 노테스타인(Notestein)과 톰슨(Thompson)의 인구변천
단계 중 제2단계의 특징으로 가장 옳은 것은?

① 다산다사형이다.
② 영아사망률이 가장 높다.
③ 가계소비가 증가한다.
④ 출생률과 사망률이 모두 낮아지는 시기이다.

04 가용병상수에 대한 병상사용환자수의 비율로 입원자원
의 운영효율성을 나타내는 지표는?

① 입원율
② 병상점유율
③ 병상이용률
④ 병상회전율

05 다음 설명에 해당하는 모자보건의 지표로 옳은 것은?

임신과 관련된 원인으로 임신 또는 분만 후 42일 이내
에 발생한 여성사망자수를 당해연도의 출생아수로 나눈
수치를 100,000분비로 표시

① α - Index
② 출생전후기사망률
③ 모성사망비
④ 영아사망률

06 우리나라 암 사업 중 대상자 기준으로 옳은 것은?

① 위암 만 50세 이상
② 폐암 만 50세 이상
③ 유방암 만 50세 이상
④ 자궁경부암 만 20세 이상

07 대사증후군 진단 기준에 대한 설명으로 가장 옳은 것은?

① 여자 허리둘레 85cm 이상
② 수축기 혈압이 130mg/Hg 미만
③ 고중성지방혈증이 150mg/dL 미만
④ 남자의 경우 고밀도지단백 콜레스테롤(HDL)이 50mg/dL 미만

08 공중보건의 설명으로 옳은 것은?

① 공중보건은 질병치료를 목적으로 한다.
② 공중보건사업 대상자는 모든 국민이다.
③ 공중보건은 국가가 주도적으로 실행하는 것이 가장 중요하다.
④ 공중보건은 취약계층의 건강회복을 기본원칙으로 한다.

09 생태학적 연구의 장점으로 옳지 않은 것은?

① 자료수립이 간편하다.
② 비용이 경제적이다.
③ 많은 자료를 활용할 수 있다.
④ 자료의 선후관계가 명확하여 분석이 용이하다.

10 A씨는 30년간의 흡연이후 폐암을 진단받았다면 이는 Hill의 역학적 인과관계 중 어느 요인에 해당되는가?

① 시간적 선행관계
② 관련성의 강도
③ 관련성의 일관성
④ 관련성의 특이성

11 다음에서 설명하고 있는 연구방법은?

> • 비교위험도와 귀속위험도를 직접 측정할 수 있다.
> • 비교적 신뢰성이 높은 자료를 얻을 수 있다.
> • 시간적 선후관계가 분명하다.

① 단면연구
② 코호트 연구
③ 기술적 연구
④ 환자 - 대조군 연구

12 환자 - 대조군 연구에서 교란요인의 영향을 효과적으로 통제하기 위해서 사용하는 방법으로 가장 옳은 것은?

① 무작위 선정하기
② 짝짓기하기
③ 공변량 처리
④ 교차비 구하기

13 유병률과 발생률의 관계에 대한 설명으로 가장 옳은 것은?

① 발생률은 유병률의 영향을 받는다.
② 만성 질병은 발생률에 비해 유병률이 높다.
③ 급성 감염병은 발생률이 낮다.
④ 급성 감염병은 유행기간이 짧아서 발병률이 높고 유병률은 길다.

14 국내 유입된 해외 신종 감염병이 지역사회로 전파 또는 전국적으로 확산되거나, 국내 원인불명·재출현 감염병이 전국적으로 확산될 때 위기 경보 수준은?

① 관심
② 주의
③ 경계
④ 심각

15 바이러스에 의한 현성 감염으로, 대변 - 입으로 감염되는 것이 주요 전파 경로이다. 약 24~72시간의 잠복기를 가진다. 구토와 발열, 피가 섞이지 않은 물설사를 초래하여 탈수증을 일으킬 수 있는 질병은?

① 수두
② 수족구병
③ 성홍열
④ 로타 바이러스

16 일지역 보건소에서는 높아지고 있는 다문화가정 중 출산을 한 이주여성을 대상으로 '찾아가는 산후관리서비스'를 지원하기로 했다. '찾아가는 산후관리서비스'는 1차 보건의 필수요소 중 어떤 요인을 강화하는 것인가?

① 접근성
② 수용가능성
③ 주민참여
④ 지불부담능력

17 먹는 물의 수질 기준 및 검사 등에 관한 규칙으로 옳지 않은 것은?

① 총 대장균군은 100mL 무검출
② 일반세균은 1mL 중 100CFU를 넘지 아니할 것
③ 총 트리할로메탄은 0.1㎎/L를 넘지 아니할 것
④ 과망간산칼륨 소비량은 4㎎/L를 넘지 아니할 것

18 구충·구서의 일반적 관리 원칙으로 옳지 않은 것은?

① 발생원 및 서식처 제거
② 발생 초기에 구제
③ 생태습성에 따른 구제
④ 특성에 따른 먹이 제공

19 다음에서 설명하고 있는 국제대책회는?

> 지구온난화를 규제·방지하기 위한 협약이며, 2100년까지 지구온도 상승을 2도 이내로 유지하기로 하였다.

① 비엔나 협약
② 몬트리올 의정서
③ 파리 기후변화협약
④ 교토 의정서

20 A도시의 현재 대기질의 상태에 대한 설명으로 옳은 것은?

> • 아황산가스(SO_2) 1시간 평균치: 0.85ppm
> • 미세먼지 2시간 평균치: 300㎍/㎥
> • 오존 1시간 평균치: 0.1ppm 이하

① 대기질 상태가 양호하다.
② 오존은 경보단계를 발령해야 한다.
③ 미세먼지의 농도가 높아서 경보단계를 발령해야 한다.
④ 아황산가스 수치는 0.15ppm 이상이면 초미세먼지도 높아져 대기질이 나빠진다.

10회 실전동형모의고사

제한시간: 15분 **시작** 시 분 ~ **종료** 시 분 점수 확인 개/ 20개

01 복사성 역전에 대한 설명으로 옳은 것은?

① 주로 낮에 발생한다.
② 로스엔젤레스의 대기오염의 주원인이다.
③ 맑은 날 고기압 중심부에서 공기가 침강하여 압축을 받아 따뜻한 공기층이 형성되는 것이다.
④ 일몰 후에 하부 공기층이 지열의 복사로 인하여 냉각되어 발생한다.

02 수질오염의 지표로 설명으로 옳은 것은?

① BOD가 높으면 COD와 DO는 낮다.
② BOD와 COD가 낮으면 DO는 높다.
③ BOD가 높은 것은 깨끗한 물로 DO의 농도가 높다.
④ BOD와 COD는 폐수에 많고 DO는 축산폐수에 많다.

03 식물성 식중독 성분이 옳게 연결되지 않은 것은?

① 감자 – 솔라닌
② 독버섯 – 무스카린
③ 쌀 – 아플라톡신
④ 고사리 – 아미그달린

04 지속가능발전목표(UN – SDGs)의 지표로 옳지 않은 것은?

① 모든 곳에서 모든 형태의 빈곤 퇴치
② 보건과 복지
③ 양성평등 및 여성역량 강화
④ 유아사망률 감소

05 「지역보건법」상 보건소의 기능 및 업무로 옳지 않은 것은?

① 건강 친화적인 지역사회 여건의 조성
② 의료인 및 의료기관에 대한 지도 등에 관한 사항
③ 방역·검역 등 감염병에 관한 사무 및 각종 질병에 관한 조사·시험·연구에 관한 사무
④ 약사에 관한 사항과 마약·향정신성의약품의 관리에 관한 사항

06 사업주가 특수건강진단 대상자 중 직업성 천식, 직업성 피부질환, 직업성 피부염, 기타 건강장해가 의심되는 증상을 보이거나 소견이 있는 근로자를 대상으로 사업주가 비용을 부담하여 특수건강진단의 실시여부와 관계없이 필요할 때마다 실시하는 건강진단은?

① 수시건강진단
② 임시건강진단
③ 특수건강진단
④ 배치전 건강진단

07 다음 특징을 나타내는 산업재해의 원인은?

- 레이노드 현상(Raynaud's phenomenon)
- 'dead finger', 'white finger'
- 보온과 금연

① 석면폐증
② 소음
③ 국소진동
④ 진폐증

08 학생들을 대상으로 성장하고 발달하며 건강관리지식, 이해, 기술과 경험을 획득하여 스스로 건강증진활동 수행능력을 가지도록 하는 학교건강증진의 내용은?

① 건강한 학교정책
② 개인건강기술과 활동능력
③ 학교의 사회적 환경
④ 학교의 물리적 환경

09 효과적인 지역사회 개발사업을 위하여는 지역사회의 참여를 유도해야 한다. 지역사회의 참여의 의미를 가장 잘 설명하는 것은?

① 중앙에서 지시한 문제해결방안을 주민들 스스로 집행하여 평가하는 것
② 지역사회 문제발견, 사업계획수립, 집행, 평가에 주민이 참여하는 것
③ 지역 내의 문제해결에 있어 외부적 자원이 전혀 없이 주민 스스로 모든 문제를 이끌어가는 것
④ 이장, 면장 등 행정적인 대표자를 중심으로 주민들의 의견을 모아 상부에 전달하는 것

10 범이론적 변화단계모형에서 준비단계에 있는 흡연대상자에게 적절한 교육전략으로 옳은 것은?

① 금연을 할 수 있도록 금연에 대한 정보를 제공한다.
② 변화된 행동을 유지할 수 있는 자신감을 갖도록 칭찬을 한다.
③ 금연의 긍정적 부분을 강조하다.
④ 금연클리닉 방문날짜를 예약하고, 금연실천계획을 세울 수 있도록 도와준다.

11 다음에서 설명하는 건강증진 국제회의는?

> • 건강증진 활동 영역 중 건강한 공공정책 수립 강조
> • 최초로 여성보건이 제시된 회의

① 캐나다 오타와 국제회의
② 호주 애들레이드 국제회의
③ 스웨덴 선드볼 국제회의
④ 멕시코 멕시코시티 국제회의

12 출생률과 사망률이 낮은 인구구조이다. 선진국형이라고도 하며 0~14세 인구가 50세 이상 인구의 2배와 같은 인구구조 유형은?

① 별형
② 종형
③ 호로형
④ 항아리형

13 한 나라의 건강수준을 파악하거나 다른 나라와의 보건수준을 비교할 때 사용하며, 어떤 연도의 사망자 수 중 50세 이상의 사망자수의 비율을 나타내는 지수는?

① 비례사망률
② 비례사망지수
③ 사인별 특수사망률
④ 조사망률

14 다음 괄호 안에 들어갈 개념은?

> (   )은 가임여성(15~49세) 1명이 평생 동안 낳을 것으로 예상되는 평균 출생아 수를 나타낸 지표로, 연령별 출산율 총합이며, 출산력 수준을 나타내는 대표적 지표로 사용된다.

① 합계출산율
② 재생산율
③ 순재생산율
④ 조출생률

15 감각기능의 노화현상으로 가장 옳은 것은?

① 혈액 공급이 감소한다.
② 호흡근의 근력이 증가한다.
③ 안구운동속도가 감소한다.
④ 근육량이 감소한다.

16 다음 공중보건의 역사적 발달과정 중 (㉠) 시기에 대한 특징으로 옳은 것은?

고대기 → (㉠) → 근세기 → 근대기

① 검역이 시작되었다.
② 사회보장법이 제정되었다.
③ 피넬(Pinel)이 정신병원 수용자들을 해방시켰다.
④ 히포크라테스(Hippocrates)는 체액병리설을 주장하였다.

17 다음 표의 특이도는?

검사결과	질병(유)	질병(무)
양성(+)	400	250
음성(-)	400	450

① 35.7
② 48.3
③ 64.3
④ 61.5

18 절족동물 매개체와 질병의 연결로 옳은 것은?

① 페스트 – 이
② 발진티푸스 – 쥐
③ 말라리아 – 모기
④ 쯔쯔가무시 – 돼지

19 1차 자료로 옳지 않은 것은?

① 지역지도자로부터 받은 정보
② 건강행태설문지를 분석한 자료
③ 마을행사에 참여하여 관찰한 내용
④ 군청 홈페이지의 마을 관련 통계자료

20 다음 <보기>를 읽고 관련 원인과 발생하는 질병을 바르게 연결한 것은?

<보기>
• 무혈관성 골괴사
• 관절통
• 호흡기계 장애

① 산소-산소중독
② 질소-감압병
③ 이산화탄소– 군집독
④ 일산화탄소– 저산소증

11회 실전동형모의고사

01 세계보건기구가 정한 건강도시의 조건으로 옳지 않은 것은?

① 의식주의 기본적인 욕구 충족
② 모든 시민에 대한 임상 중심 전문의 치료 서비스의 최적화
③ 안정되고, 장기적으로 지속가능한 생태계
④ 다양하고 활기 넘치며, 혁신적인 도시 경제

02 연령별 인구구성비가 0~14세 20%, 15~64세 60%, 65세 이상은 20%로 이루어졌을 때 유년부양비는 얼마인가? (단, 총 인구는 1,000명이다)

① 11.1
② 30.0
③ 33.3
④ 50.0

03 급속여과법으로 침전하는 방법은?

① 오존을 물에 투입한다.
② 액체염소를 물에 투입한다.
③ 모래와 두꺼운 돌 사이에 물을 천천히 유입시킨다.
④ 황산알루미늄을 물에 투입한다.

04 만성질병을 일으킬 수 있는 다양한 요인을 규명할 수 있는 질병의 모형으로 옳은 것은?

① 역삼각형 모형
② 거미줄 모형
③ 수레바퀴 모형
④ 생태학적 모형

05 다음 상황에 가장 적합한 보건교육방법은?

초등학생 4-5명을 대상으로 올바른 양치방법을 교육하기

① 강의
② 시범
③ 포럼
④ 상담

06 장염비브리오 식중독의 특징으로 옳지 않은 것은?

① 호염균 식중독이다.
② 어패류, 생선회, 초밥 등 원인식품이다.
③ 겨울철 급성 위장염을 유발하고 영하 20℃ 이하에도 장시간 생존 가능하다.
④ 장염 비브리오균(Vibrio Parahaemolyticus)은 해수세균의 일종으로 3~4% 농도에서 잘 발육한다.

07 포괄수가제의 특징으로 옳은 것은?

① 질병군별로 미리 책정된 일정액의 진료비를 지급하는 제도이다.
② 충분 양의 의료서비스가 제공된다.
③ 매월 정해진 환자를 진료한다.
④ 항목별로 진료비가 정해진 제도이다.

08 알파 인덱스의 설명으로 가장 옳은 것은?

① 알파 인덱스는 1보다 커야 보건수준이 좋은 것이다.
② 알파 인덱스는 영아사망률과 관련이 있어 보건상태를 알려주는 보건지표이다.
③ 알파 인덱스가 1보다 작으면 건강한 국가이다.
④ 알파 인덱스는 영아사망수와 주산기사망률과 관계가 있다.

09 산업장에서 질병의 발생 원인을 확인하기 위해 지방노동관서장의 명령으로 사업주가 비용을 부담하여 실시하는 건강진단은?

① 임시건강진단
② 특수건강진단
③ 수시건강진단
④ 일반건강진단

10 초등학교에 감염병이 발생하였을 때, 학교장이 가장 우선적으로 취해야 하는 조치는?

① 휴교조치
② 보건소장에게 신고
③ 질병의 예방
④ 치료 및 예방조치

11 심혈관질환의 교차비로 옳은 것은?

구분		심혈관 질환 발생		계
		예	아니오	
흡연	예	400	200	600
	아니오	200	400	600
계		700	600	1,200

① 2
② 3
③ 4
④ 5

12 치명률이 높거나 집단 발생의 우려가 커서 발생 또는 유행 즉시 신고해야 하는 감염병으로 묶인 것은?

① 결핵, 수두, 홍역
② 유행성 이하선염, 성홍열, 임질
③ 인플루엔자, 결핵, 야토병
④ 신종감염병증후군, 중증급성호흡기증후군(SARS), 중동호흡기증후군(MERS)

13 일정한 주제나 특별한 문제 해결을 위해 여러 사람이 모여 자유 발언을 통하여 갑자기 떠오르는 생각을 정리하여 논리화하는 방법으로 '팝콘회의'라고도 하는 토의 방법은?

① 배심토의(panel discussion)
② 심포지엄(symposium)
③ 집단토의(group discussion)
④ 브레인스토밍(brainstorming)

14 근로기준법에 의한 근로시간 적용으로 옳지 않은 것은?

① 휴게시간은 근로자가 자유롭게 이용할 수 있다.
② 1일 8시간 근무이기 때문에 사용자는 근로시간이 4시간인 경우는 휴게 시간이 없다.
③ 1일의 근로시간은 휴게시간을 제외하고 8시간을 초과할 수 없다.
④ 1주 간의 근로시간은 휴게시간을 제외하고 40시간을 초과할 수 없다.

15 전수조사에 대한 설명으로 가장 옳은 것은?

① 비용, 시간, 노력 등의 경제적 효과가 있다.
② 심도 있는 조사는 불가능하다.
③ 적절히 추출된 표본은 모집단을 대표할 수 있다.
④ 표본오차는 수학적으로 추정이 가능하다.

16 장기요양급여의 수급 대상자로 선정할 수 없는 경우는?

① 65세 이상의 노인으로 뇌혈관성질환으로 6개월 이상 혼자서 일상생활을 수행하기 어렵다고 인정되는 자

② 65세 미만 자로서 치매 등 노인성 질병을 가진 자 중에 6개월 이상 혼자서 일상생활을 수행하기 어렵다고 인정되는 자

③ 장기요양보험의 가입자로 장기요양점수가 95점 이상인 자

④ 65세 미만의 노인성 질병이 없는 일반 장애인

17 <보기>에서 1차 오염물질로 옳은 것을 모두 고르면?

```
─────────── <보기> ───────────
가. NH₃
나. PAN
다. CO₂
라. O₃
```

① 라
② 가, 다
③ 나, 라
④ 가, 나, 다

18 불연속점 염소처리법에 대한 설명으로 옳은 것은?

① 불연속점 이상으로 염소량을 주입하여 유리잔류염소가 검출되도록 하는 방법

② 불연속점 이하로 오존을 주입하여 염소로 인한 강한 냄새를 적게 하는 방법

③ 수질과 관계없이 일정한 비율 이하의 염소를 주입하는 방법

④ 불연속점이 되도록만 염소를 주입하고 결합잔류염소는 검출되지 않도록 하는 방법

19 일산화탄소가 인체 내에서 미치는 영향에 대한 설명으로 옳은 것은?

① 헤모글로빈과 결합하여 산소결핍증을 일으킨다.

② 체액 및 지방조직에 기포를 형성한다.

③ 헤모글로빈과 결합하여 산소중독을 일으킨다.

④ 일산화탄소는 독성이 없으므로 인체에 무해하다.

20 리케치아로 발생할 수 있는 질병으로 가장 옳지 않은 것은?

① 발진티푸스

② 쯔쯔가무시병

③ 록키산 홍반열

④ 폴리오

12회 실전동형모의고사

제한시간: 15분 **시작** 시 분 ~ **종료** 시 분 **점수 확인** 개/ 20개

01 회복기 환자혈청, 면역혈청 등 인위적으로 항체를 투입하여 잠정적으로 질병에 방어할 수 있게 하는 면역은?

① 자연능동면역
② 인공능동면역
③ 자연수동면역
④ 인공수동면역

02 출생 후 1개월 이내 예방접종해야 하는 것은?

① 결핵
② 수두
③ DPT(디프테리아, 백일해, 파상풍)
④ 인플루엔자

03 다음에서 설명하고 있는 기생충은?

- 주증상이 항문 주위에 소양증
- 진단방법은 스카치테이프법을 사용
- 현미경으로 확인

① 회충
② 요충
③ 구충
④ 말레이사상충

04 한 요인이 다른 여러 질병과 동시에 관련성이 있는 것으로 보인다면 인과성이 불투명할 수 있다는 것으로 힐(Hill)의 인과관계에 해당되는 것은?

① 연관성의 강도
② 연관성의 일관성
③ 연관성의 특이성
④ 시간적 선후관계

05 로스엔젤레스형 스모그에 대한 설명으로 가장 옳은 것은?

① 우리나라에서 발생하기 쉬운 계절은 겨울이다.
② 방사선 역전현상이 나타난다.
③ 주된 성분에는 아황산가스와 입자상 물질인 매연 등이 있다.
④ 석유류 연소물의 오존층 파괴로 인한 태양열 투과량 증가에 따른 광화학 반응으로 생성된다.

06 A 산업장에서 발생한 망간 중독증상은?

① 파킨슨증후군과 비슷하게 사지에 이상을 일으켜 보행장애를 발생시킨다.
② 흡입 시 위장관계통 증상, 복통, 설사 등을 일으키고, 만성 중독 시 폐기종, 콩팥장애, 단백뇨 등을 일으킨다.
③ 적혈구와 백혈구 수의 감소(조혈장애) 등을 일으킨다.
④ 빈혈, 염기성 과립적혈구수의 증가를 일으키고, 소변에서 코프로폴피린(corproporphyrin)이 검출된다.

07 살모넬라 식중독에 대한 설명으로 가장 옳지 않은 것은?

① 증상으로는 심한 고열이 특징이다.
② 부적절하게 가열된 동물성 단백질 식품이 원인이다.
③ 식품 섭취 후 3시간 이내 복통이 발생하는 식중독이다.
④ 감염원은 쥐, 파리, 바퀴벌레 등이다.

08 성인의 당뇨병 판정을 위한 혈당의 기준치를 120mmHg 이상이던 것을 100mmHg로 낮추었을 때, 특이도와 민감도의 변화에 대한 설명으로 옳은 것은?

① 특이도와 민감도 모두 높아진다.
② 특이도와 민감도 모두 낮아진다.
③ 특이도는 높아지고 민감도는 낮아진다.
④ 특이도는 낮아지고 민감도는 높아진다.

09 2025년 1월까지 B도시 노인의 고혈압을 가진 환자의 비율이 의미하는 통계지표는?

① 비교위험도(Relative risk)
② 기여위험도(Attributable risk)
③ 유병률(Prevalence rate)
④ 교차비(odds ratio)

10 고려시대의 시대적 특징으로 옳은 것은?

① 약전을 운영했다.
② 상약국에서 의약을 담당했다.
③ 내공봉의사와 승의가 있었다.
④ 공봉의사제도가 있었다.

11 포자형성균의 멸균에 제일 좋은 방법으로 실험실이나 연구실에서 많이 사용되고, 초자기구, 의류, 고무제품, 자기류, 거즈 및 약액 등에 주로 사용되는 멸균법은?

① 초고온 순간멸균법
② 고압증기멸균
③ 저온살균법
④ 유통증기멸균법

12 링겔만 비탁표의 설명으로 가장 옳지 않은 것은?

① 링겔만 비탁표의 매연농도는 6종로 구분된다.
② 우리나라 링겔만 비탁표는 2도 이하여야 한다.
③ 링겔만 비탁표의 2도는 매연농도 40%이다.
④ 링겔만 비탁표는 0도(전백)에서 6도(전흑)로 구성되었다.

13 건강하기 위한 1차 예방 방법에 해당하는 것은?

① 건강증진
② 건강검진
③ 재활관리
④ 급성감염병 관리

14 부득이한 사유로 가족의 보호를 받을 수 없어 일시적으로 보호가 필요한 심신이 허약한 노인과 장애노인을 보호시설에 단기간 입소시켜 보호함으로써 노인 및 노인 가정의 복지증진을 도모하기 위한 서비스는?

① 주·야간 보호
② 단기보호
③ 방문간호
④ 방문요양

15 자유방임형 보건의료전달체계의 단점으로 옳은 것은?

① 의료의 질적 수준 저하
② 개인의 의료선택 제한
③ 의료인의 획일적 보상
④ 의료자원의 지역 간 불균형

16 한 마을에 설사하는 대상자가 발생하여 역학조사를 하려고 할 때, 보건소에서 가장 먼저 해야 할 일은?

① 설사 관리대책 수립
② 소독을 통한 방역활동
③ 유행의 확인
④ 가설설정

17 다음에서 설명하고 있는 평가 방법은?

> 교육과정의 적절성과 난이성, 과정의 수, 각 과정의 시간적 길이, 대상자의 참여율

① 구조평가
② 과정평가
③ 결과평가
④ 성과평가

18 대기질 상태에 대한 설명으로 옳은 것은?

① 미세먼지(PM-10)주의보는 평균농도가 $300\mu g/\text{m}^3$
② 오존농도가 0.3ppm은 오존주의보
③ 일산화탄소 1시간 평균치 25ppm 이상 유지
④ 황사는 미세먼지농도(PM 10) 기준으로 위기 경보 발령

19 다음 중 학교장의 의무로 옳지 않은 것은?

① 건강검사의 실시
② 학생건강증진계획의 수립, 시행
③ 질병있는 학생의 치료비지원
④ 학교의 환경위생 및 식품위생의 유지, 관리

20 보건진료전담공무원의 업무로 옳지 않은 것은?

① 예방접종
② 만성병 환자의 요양지도 및 관리
③ 질병·부상의 악화 방지를 위한 처치
④ 정상분만이 어려운 경우 제왕절개 실시

13회 실전동형모의고사

01 「산업재해보상법」에 따라 근로자가 받을 수 있는 보험급여의 종류로 옳은 것은?

① 요양급여, 특별현금급, 가족요양비
② 휴업급여, 장해급여, 재가급여
③ 장해급여, 장례비, 재가급여,
④ 요양급여, 휴업급여, 장례비

02 「산업재해보상법」에 따른 업무상 사고 재해의 인정 기준으로 옳지 않은 것은?

① 근로자가 근로계약에 따른 업무나 그에 따르는 행위를 하던 중 발생한 사고
② 사업주가 제공한 시설물 등을 이용하던 중 그 시설물 등의 결함이나 관리소홀로 발생한 사고
③ 휴게시간 중 사업주의 지배관리하에 있다고 볼 수 있는 행위로 발생한 사고
④ 직장 내 괴롭힘, 고객의 폭언 등으로 인한 업무상 정신적 스트레스가 원인이 되어 발생한 질병

03 「의료급여법」에 따른 제1차 의료급여기관으로 옳지 않은 것은?

① 약국
② 보건소
③ 보건의료원
④ 요양병원

04 「국민건강보험법」에 따른 건강보험급여의 종류로 옳지 않은 것은?

① 간병
② 입원
③ 처치
④ 약제

05 「국민건강보험 요양급여의 기준에 관한 규칙」에 따른 상급종합병원에서 1단계 요양급여를 받을 수 있는 경우로 옳지 않은 것은?

① 응급환자의 경우
② 분만의 경우
③ 치과 진료
④ 당해 요양기관에서 근무하는 가입자의 배우자

06 보건소의 기능으로 옳지 않은 것은?

① 국가 및 지방자치단체는 신체활동장려에 관한 사업계획을 수립·시행하여야 한다.
② 약사에 관한 사항과 마약·향정신성의약품의 관리에 관한 사항
③ 가정 및 사회복지시설 등을 방문하여 행하는 보건의료 및 건강관리사업
④ 난임시술 주사제 투약에 관한 지원 및 정보 제공을 말한다.

07 「환경정책기본법 시행령」의 기준에 따른 대기환경기준으로 옳지 않은 것은?

① 아황산가스는 연간 평균치 0.02ppm 이하
② 일산화탄소는 연간 평균치 9ppm 이하
③ 이산화질소는 연간 평균치 0.03ppm 이하
④ 초미세먼지는 연간 평균치 15㎍/㎥ 이하

08 「환경정책기본법 시행령」의 기준에 따른 하천 수질 및 수생태계의 사람의 건강보호기준으로 옳지 않은 것은?

① 카드뮴은 0.005 이하이다.
② 수은은 불검출되어야 한다.
③ 벤젠은 0.01 이하이다.
④ 포름알데히드는 불검출되어야 한다.

09 「환경정책기본법 시행령」의 기준에 따른 하천 수질의 생활환경기준의 요인으로 옳지 않은 것은?

① 수소이온 농도
② 용존산소량
③ 암모니아 농도
④ 총 유기탄소량

10 대기의 매연농도가 20%일 때, 링겔만 매연 농도표 기준으로 몇도인가?

① 1도
② 2도
③ 3도
④ 4도

11 「먹는 물 수질기준 및 검사 등에 관한 규칙」에 따른 건강상 유해영향 무기물질에 관한 기준으로 옳지 않은 것은?

① 납은 0.01㎎/L를 넘지 아니할 것
② 불소는 0.5㎎/L를 넘지 아니할 것
③ 암모니아성 질소는 0.5㎎/L를 넘지 아니할 것
④ 질산성 질소는 10㎎/L를 넘지 아니할 것

12 「장애인복지법 시행령」에 따라 장애의 종류 및 기준의 설명으로 옳지 않은 것은?

① 지체장애인은 한 팔, 한 다리 또는 몸통의 기능에 영속적인 장애가 있는 사람
② 뇌병변장애인은 뇌의 기질적 병변으로 인하여 발생한 신체적 장애로 보행이나 일상생활의 동작 등에 상당한 제약을 받는 사람
③ 시각장애인은 좋은 눈의 시력이 0.2 이하인 사람
④ 호흡기장애인은 심장의 기능부전으로 인한 호흡곤란 등의 장애로 일상생활에 상당한 제약을 받는 사람

13 WHO가 제시한 장애의 분류체계로 옳지 않은 것은?

① 기능 장애
② 능력 장애
③ 사회적 장애
④ 정신적 장애

14 「근로기준법」에 따른 여성과 연소 근로자의 건강을 보호하기 위한 규제 내용으로 옳지 않은 것은?

① 15세 미만인 사람은 근로자로 사용하지 못한다.
② 15세 이상 18세 미만인 사람의 근로시간은 1일에 7시간을 초과하지 못한다.
③ 사용자는 임산부와 18세 미만자를 오후 10시부터 오전 6시까지의 시간 및 휴일에 근로시키지 못한다.
④ 사용자는 임신 중 여성은 사용할 수 없으나 1년 미만인 산후여성을 사용할 수 있다.

15 근로 현장에서 임산부의 보호를 위한 「근로기준법」의 내용으로 옳지 않은 것은?

① 사용자는 쌍둥이를 임신한 여성 근로자에게 출산 전후 휴가를 120일 주어야 한다.
② 사용자는 임신 중인 여성 근로자가 인공임신중절수술의 경험 등 휴가를 청구하는 경우 휴가를 주어야 한다.
③ 사용자는 임신 중인 여성 근로자가 유산의 경험을 했을 경우 휴가 중 최초 60일을 유급으로 줄 수 있다.
④ 출산전후휴가 종료 후에는 휴가 전과 동일한 업무 또는 동등한 수준의 임금을 지급하는 직무에 복귀시켜야 한다.

16 「근로기준법」상 근로시간에 대한 설명으로 옳지 않은 것은?

① 1주 최대 52시간을 초과하지 않는다.
② 1일 휴게시간을 제외하고 8시간을 초과하지 않는다.
③ 사용자와 근로자가 합의하에 1주간 12시간 한도 내에서 연장근로가 가능하다.
④ 사용자는 1일 근로시간이 8시간인 근로자에게 1시간의 휴게시간을 제공해야 한다.

17 「학교보건법 시행규칙」에 따라 학교환경위생기준으로 옳지 않은 것은?

① 인공조도는 교실의 조명도는 책상면을 기준으로 300 럭스 이상이 되도록 할 것
② 실내습도는 비교습도는 30% 이상 80% 이하로 할 것
③ 공기에 이산화탄소는 0.05ppm 이하를 유지할 것
④ 체육관의 미세먼지 기준은 $150\mu g/㎥$ 이하로 할 것

18 「감염병의 예방 및 관리에 관한 법률」에 따른 세계보건기구 감시대상 감염병으로 옳지 않은 것은?

① 폴리오
② 콜레라
③ 신종인플루엔자
④ 후천성 면역결핍증

19 「감염병의 예방 및 관리에 관한 법률」에 따라 감염병전문병원에서 입원치료를 받아야 하는 감염병으로 옳지 않은 것은?

① 결핵
② 홍역
③ 세균성 이질
④ 디프테리아

20 인수공통감염병이 발생했을 때, 시·군·구청장은 누구에게 신고해야 하는가?

① 질병관리청장
② 보건복지부장관
③ 보건소장
④ 국립가축방역기관장

MEMO

해커스공무원 실전동형모의고사 답안지

컴퓨터용 흑색사인펜만 사용

성명	
자필성명	본인 성명 기재
응시직렬	
응시지역	
시험장소	

※ 시험감독관 서명
(성명을 정자로 기재할 것)

책임 통합인 사용

생 년 월 일

응 시 번 호

[필적감정용 기재]
*아래 예시문을 옮겨 적으시오
본인은 OOO(응시자성명)임을 확인함

기 재 란

회차

문번	제1과목	문번	제2과목
1	① ② ③ ④	1	① ② ③ ④
2	① ② ③ ④	2	① ② ③ ④
3	① ② ③ ④	3	① ② ③ ④
4	① ② ③ ④	4	① ② ③ ④
5	① ② ③ ④	5	① ② ③ ④
6	① ② ③ ④	6	① ② ③ ④
7	① ② ③ ④	7	① ② ③ ④
8	① ② ③ ④	8	① ② ③ ④
9	① ② ③ ④	9	① ② ③ ④
10	① ② ③ ④	10	① ② ③ ④
11	① ② ③ ④	11	① ② ③ ④
12	① ② ③ ④	12	① ② ③ ④
13	① ② ③ ④	13	① ② ③ ④
14	① ② ③ ④	14	① ② ③ ④
15	① ② ③ ④	15	① ② ③ ④
16	① ② ③ ④	16	① ② ③ ④
17	① ② ③ ④	17	① ② ③ ④
18	① ② ③ ④	18	① ② ③ ④
19	① ② ③ ④	19	① ② ③ ④
20	① ② ③ ④	20	① ② ③ ④

문번	제3과목	문번	제4과목	문번	제5과목
1	① ② ③ ④	1	① ② ③ ④	1	① ② ③ ④
2	① ② ③ ④	2	① ② ③ ④	2	① ② ③ ④
3	① ② ③ ④	3	① ② ③ ④	3	① ② ③ ④
4	① ② ③ ④	4	① ② ③ ④	4	① ② ③ ④
5	① ② ③ ④	5	① ② ③ ④	5	① ② ③ ④
6	① ② ③ ④	6	① ② ③ ④	6	① ② ③ ④
7	① ② ③ ④	7	① ② ③ ④	7	① ② ③ ④
8	① ② ③ ④	8	① ② ③ ④	8	① ② ③ ④
9	① ② ③ ④	9	① ② ③ ④	9	① ② ③ ④
10	① ② ③ ④	10	① ② ③ ④	10	① ② ③ ④
11	① ② ③ ④	11	① ② ③ ④	11	① ② ③ ④
12	① ② ③ ④	12	① ② ③ ④	12	① ② ③ ④
13	① ② ③ ④	13	① ② ③ ④	13	① ② ③ ④
14	① ② ③ ④	14	① ② ③ ④	14	① ② ③ ④
15	① ② ③ ④	15	① ② ③ ④	15	① ② ③ ④
16	① ② ③ ④	16	① ② ③ ④	16	① ② ③ ④
17	① ② ③ ④	17	① ② ③ ④	17	① ② ③ ④
18	① ② ③ ④	18	① ② ③ ④	18	① ② ③ ④
19	① ② ③ ④	19	① ② ③ ④	19	① ② ③ ④
20	① ② ③ ④	20	① ② ③ ④	20	① ② ③ ④

컴퓨터용 흑색사인펜만 사용

성명	
자필성명	본인 성명 기재
응시직렬	
응시지역	
시험장소	

[필적감정용 기재]
*아래 예시문을 옮겨 적으시오

본인은 OOO(응시자성명)임을 확인함

기재란

회차	

생년월일

응시번호

※ 시험감독관 서명
(성명을 정자로 기재할 것)

책임 감독관 사용

제1과목

문번				
1	①	②	③	④
2	①	②	③	④
3	①	②	③	④
4	①	②	③	④
5	①	②	③	④
6	①	②	③	④
7	①	②	③	④
8	①	②	③	④
9	①	②	③	④
10	①	②	③	④
11	①	②	③	④
12	①	②	③	④
13	①	②	③	④
14	①	②	③	④
15	①	②	③	④
16	①	②	③	④
17	①	②	③	④
18	①	②	③	④
19	①	②	③	④
20	①	②	③	④

제2과목

문번				
1	①	②	③	④
2	①	②	③	④
3	①	②	③	④
4	①	②	③	④
5	①	②	③	④
6	①	②	③	④
7	①	②	③	④
8	①	②	③	④
9	①	②	③	④
10	①	②	③	④
11	①	②	③	④
12	①	②	③	④
13	①	②	③	④
14	①	②	③	④
15	①	②	③	④
16	①	②	③	④
17	①	②	③	④
18	①	②	③	④
19	①	②	③	④
20	①	②	③	④

제3과목

문번				
1	①	②	③	④
2	①	②	③	④
3	①	②	③	④
4	①	②	③	④
5	①	②	③	④
6	①	②	③	④
7	①	②	③	④
8	①	②	③	④
9	①	②	③	④
10	①	②	③	④
11	①	②	③	④
12	①	②	③	④
13	①	②	③	④
14	①	②	③	④
15	①	②	③	④
16	①	②	③	④
17	①	②	③	④
18	①	②	③	④
19	①	②	③	④
20	①	②	③	④

제4과목

문번				
1	①	②	③	④
2	①	②	③	④
3	①	②	③	④
4	①	②	③	④
5	①	②	③	④
6	①	②	③	④
7	①	②	③	④
8	①	②	③	④
9	①	②	③	④
10	①	②	③	④
11	①	②	③	④
12	①	②	③	④
13	①	②	③	④
14	①	②	③	④
15	①	②	③	④
16	①	②	③	④
17	①	②	③	④
18	①	②	③	④
19	①	②	③	④
20	①	②	③	④

제5과목

문번				
1	①	②	③	④
2	①	②	③	④
3	①	②	③	④
4	①	②	③	④
5	①	②	③	④
6	①	②	③	④
7	①	②	③	④
8	①	②	③	④
9	①	②	③	④
10	①	②	③	④
11	①	②	③	④
12	①	②	③	④
13	①	②	③	④
14	①	②	③	④
15	①	②	③	④
16	①	②	③	④
17	①	②	③	④
18	①	②	③	④
19	①	②	③	④
20	①	②	③	④

해커스공무원 실전동형모의고사 답안지

컴퓨터용 흑색사인펜만 사용

회차	[필적감정용 기재] *아래 예시문을 옮겨 적으시오 본인은 OOO(응시자성명)임을 확인함
	기 재 란

성명	
자필성명	본인 성명 기재
응시직렬	
응시지역	
시험장소	

응 시 번 호

생 년 월 일

※ 시험감독관 서명
(성명을 정자로 기재할 것)

적색 볼펜만 사용

문번	제1과목
1 2 3 4 5	① ② ③ ④
6 7 8 9 10	① ② ③ ④
11 12 13 14 15	① ② ③ ④
16 17 18 19 20	① ② ③ ④

문번	제2과목
1 2 3 4 5	① ② ③ ④
6 7 8 9 10	① ② ③ ④
11 12 13 14 15	① ② ③ ④
16 17 18 19 20	① ② ③ ④

문번	제3과목
1 2 3 4 5	① ② ③ ④
6 7 8 9 10	① ② ③ ④
11 12 13 14 15	① ② ③ ④
16 17 18 19 20	① ② ③ ④

문번	제4과목
1 2 3 4 5	① ② ③ ④
6 7 8 9 10	① ② ③ ④
11 12 13 14 15	① ② ③ ④
16 17 18 19 20	① ② ③ ④

문번	제5과목
1 2 3 4 5	① ② ③ ④
6 7 8 9 10	① ② ③ ④
11 12 13 14 15	① ② ③ ④
16 17 18 19 20	① ② ③ ④

해커스공무원 실전동형모의고사 답안지

성명	
자필성명	본인 성명 기재
응시직렬	
응시지역	
시험장소	

[필적감정용 기재]
*아래 예시문을 옮겨 적으시오
본인은 OOO(응시자성명)임을 확인함

기 재 란

회차	

※ 시험감독관 서명
(성명을 정자로 기재할 것)

적색 볼펜만 사용

생 년 월 일

응 시 번 호

제1과목

문번				
1	①	②	③	④
2	①	②	③	④
3	①	②	③	④
4	①	②	③	④
5	①	②	③	④
6	①	②	③	④
7	①	②	③	④
8	①	②	③	④
9	①	②	③	④
10	①	②	③	④
11	①	②	③	④
12	①	②	③	④
13	①	②	③	④
14	①	②	③	④
15	①	②	③	④
16	①	②	③	④
17	①	②	③	④
18	①	②	③	④
19	①	②	③	④
20	①	②	③	④

제2과목

문번				
1	①	②	③	④
2	①	②	③	④
3	①	②	③	④
4	①	②	③	④
5	①	②	③	④
6	①	②	③	④
7	①	②	③	④
8	①	②	③	④
9	①	②	③	④
10	①	②	③	④
11	①	②	③	④
12	①	②	③	④
13	①	②	③	④
14	①	②	③	④
15	①	②	③	④
16	①	②	③	④
17	①	②	③	④
18	①	②	③	④
19	①	②	③	④
20	①	②	③	④

제3과목

문번				
1	①	②	③	④
2	①	②	③	④
3	①	②	③	④
4	①	②	③	④
5	①	②	③	④
6	①	②	③	④
7	①	②	③	④
8	①	②	③	④
9	①	②	③	④
10	①	②	③	④
11	①	②	③	④
12	①	②	③	④
13	①	②	③	④
14	①	②	③	④
15	①	②	③	④
16	①	②	③	④
17	①	②	③	④
18	①	②	③	④
19	①	②	③	④
20	①	②	③	④

제4과목

문번				
1	①	②	③	④
2	①	②	③	④
3	①	②	③	④
4	①	②	③	④
5	①	②	③	④
6	①	②	③	④
7	①	②	③	④
8	①	②	③	④
9	①	②	③	④
10	①	②	③	④
11	①	②	③	④
12	①	②	③	④
13	①	②	③	④
14	①	②	③	④
15	①	②	③	④
16	①	②	③	④
17	①	②	③	④
18	①	②	③	④
19	①	②	③	④
20	①	②	③	④

제5과목

문번				
1	①	②	③	④
2	①	②	③	④
3	①	②	③	④
4	①	②	③	④
5	①	②	③	④
6	①	②	③	④
7	①	②	③	④
8	①	②	③	④
9	①	②	③	④
10	①	②	③	④
11	①	②	③	④
12	①	②	③	④
13	①	②	③	④
14	①	②	③	④
15	①	②	③	④
16	①	②	③	④
17	①	②	③	④
18	①	②	③	④
19	①	②	③	④
20	①	②	③	④

해커스공무원

최성희
공중보건
실전동형모의고사

약점 보완 해설집

최성희

약력
한양대학교 간호학 박사
현 | 해커스공무원 보건직·간호직 강의
현 | 해커스독학사 간호학 강의

저서
해커스공무원 최성희 공중보건 기본서
해커스공무원 최성희 보건행정 기본서
해커스공무원 최성희 공중보건 실전동형모의고사
해커스공무원 최성희 보건행정 실전동형모의고사

: 목차

실전동형모의고사

실전동형
모의고사

01	②	I	06	①	II	11	①	IV	16	①	V
02	③	VI	07	①	II	12	④	IV	17	④	VIII
03	③	I	08	①	II	13	③	IV	18	②	III
04	①	II	09	①	II	14	④	IV	19	④	VII
05	②	II	10	④	IV	15	③	V	20	④	V

▶ 취약 단원 분석표

단원	맞힌 답의 개수
I	/ 2
II	/ 6
III	/ 1
IV	/ 5
V	/ 3
VI	/ 1
VII	/ 1
VIII	/ 1
TOTAL	/ 20

I 공중보건학 / II 역학과 질병관리 / III 보건통계 / IV 환경보건 / V 식품위생과 영양 / VI 보건행정과 보건의료체계 관리 / VII 분야별 보건관리 / VIII 생애주기별 보건관리

01　공중보건의 시대적 특징　　　정답 ②

① [×] 4체액설과 장기설이 있었다.
　⇨ 고대기는 4체액설과 장기설이 있었다.
❷ [O] 감염병이 범발적으로 유행하는 시기로 최초 검역실시와 검역법이 제정이 되었다.
　⇨ 중세기는 감염병이 범발적으로 유행하는 시기로 최초 검역실시와 검역법이 제정이 되었다.
③ [×] 공중보건이 싹트는 시기로 스웨덴에서 1749년 세계최초 국세조사를 실시하였다.
　⇨ 여명기는 공중보건이 싹트는 시기로 스웨덴에서 1749년 세계최초 국세조사를 실시하였다.
④ [×] 세균학과 면역학이 발달하면서 예방의학적 사상이 싹트는 시기이다.
　⇨ 확립기는 세균학과 면역학이 발달하면서 예방의학적 사상이 싹트는 시기이다.

02　보건의료체계　　　정답 ③

① [×] 1차 보건의료는 응급처치가 필요한 질병대상자에게 제공한다.
　⇨ 2차 보건의료에 대한 설명이다.
② [×] 2차 보건의료는 의료가 필요한 대상자가 맨 처음 의료인과 접촉할 때 제공한다.
　⇨ 1차 보건의료에 대한 설명이다.
❸ [O] 3차 보건의료는 장기요양이나 만성 질환관리사업을 제공하는 것이다.
　⇨ 3차 보건의료에 대한 설명이다.
④ [×] 보건의료사업은 지역사회 특정 집단을 대상으로 실시한다.
　⇨ 보건의료사업은 지역사회 모두를 대상으로 실시한다.

03　예방활동의 수준　　　정답 ③

① [×] 예방접종
　⇨ 1차 예방수준의 활동이다.
② [×] 환경위생
　⇨ 1차 예방수준의 활동이다.
❸ [O] 조기치료
　⇨ 인플루엔자 조기 검진을 통한 조기치료이므로 2차 예방에 해당된다.
④ [×] 사회복귀
　⇨ 3차 예방수준의 활동이다.

04　지역변수의 종류　　　정답 ①

범유행성, 풍토병, 유행성은 지역변수의 예이다.
❶ [×] 연령
　⇨ 연령은 인적변수의 예이다.

05　이중맹검법　　　정답 ②

① [×] 무작위 추출
　⇨ 무작위 추출은 각 집단에서 대상자를 무작위로 선정하는 것이다.
❷ [O] 이중맹검법
　⇨ 이중맹검법(double-blind test)은 대상자와 연구자 모두 주관적 편향에 영향 받기 쉬운 인간을 대상으로 하는 심리학과 임상 실험에서 쓰이며, 실험을 설계한 실험자마저 자신이 무엇을 테스트하는지를 가린다. 의약품 개발 등에서 플라시보 효과를 막기 위해서 환자가 모르는 것도 모자라서 약을 주는 의사도 그 약이 가짜인지 진짜인지 모르게 하는 것이 그 예이다. 연구자나 피연구자 모두의 주관성을 배제한다.

③ [×] 위약투여법
  ⇨ 위약투여법은 똑같이 생긴 약이지만 약리기능을 하지 못하는 약을 투여하는 방법이다.
④ [×] 처치
  ⇨ 처치는 실험군과 대조군이 있을 때 실험군에만 적용하는 중재 방법이다.

📄 단일맹검법과 삼중맹검법

단일맹검법 (single-blind test)	가장 기초적인 맹검법으로, 실험에 참가한 대상자에게 "당신은 현재 A집단 or B집단 중 하나에 무작위 배정되었습니다."라고 전달하고 대상자에게 연구의 목적을 알려주지 않는 방법
삼중맹검법 (triple-blind test)	자료를 분석하는 분석자 내지는 연구 관련 위원회 조차도 모르게 하는 방법

06 무증상 감염 정답 ①

❶ [○] 일본뇌염
  ⇨ 어떠한 병원체가 침입하여 감염되었으나 임상증상이 나타나지 않고, 건강자와 다름없으나 지속적으로 병원체를 배출하며, 미생물학 및 면역학적 방법에 의해서만 발견할 수 있는 것은 건강보균자이다. 그 예시로는 일본뇌염, 폴리오, B형 간염, 디프테리아 등이 있다.
② [×] 백일해
  ⇨ 잠복기 보균자로 증상이 나타나기 전에 균을 보유한다. 그 예시로는 홍역, 백일해, 유행성 이하선염, 인플루엔자, 폴리오, 디프테리아 등이 있다.
③ [×] 홍역
  ⇨ 잠복기 보균자로 증상이 나타나기 전에 균을 보유한다.
④ [×] 파라티푸스
  ⇨ 파라티푸스는 회복기 보균자로 질병에 이환되었다가 임상증상이 전부 소실되었는데도 불구하고 계속 병원체를 배출한다. 다른 예시로는 장티푸스, 세균성 이질, 디프테리아 등이 있다.

07 사균백신 정답 ①

❶ [○] 콜레라
  ⇨ 사균백신이다.
② [×] 디프테리아
  ⇨ 순화독소이다.

③ [×] 파상풍
  ⇨ 순화독소이다.
④ [×] 홍역
  ⇨ 생균백신이다.

📄 생균백신과 사균백신, 순화독소

생균백신	결핵(BCG), 폴리오(Sabin, OPV), 수두, 대상포진, 간염, 황열, 두창, 인플루엔자(생백신), 광견병, 일본뇌염(생백신), 탄저, 로타 바이러스, MMR(홍역, 유행성 이하선염, 풍진) 등
사균백신	A형 간염, B형 간염, 장티푸스, 콜레라, 페스트, 파라티푸스, 백일해, 사람유두종 바이러스, 폴리오(Salk, IPV), 인플루엔자(사백신), 일본뇌염(사백신)
순화독소 (Toxoid)	디프테리아, 파상풍

08 법정 감염병 정답 ①

❶ [○] 결핵
  ⇨ 2급 감염병이다.
② [×] 일본뇌염
  ⇨ 3급 감염병이다.
③ [×] B형 간염
  ⇨ 3급 감염병이다.
④ [×] 말라리아
  ⇨ 3급 감염병이다.

09 기생충 정답 ②

❷ [×] 항문 주위에 소양증을 발생시킨다.
  ⇨ 항문 주위에 소양증을 발생시키는 것은 요충증의 특징이다.

10 유해광선 정답 ④

❹ [×] 눈의 망막에 상을 맺으며, 물체의 색을 분별한다.
  ⇨ 가시광선의 설명이다.

11 먹는 물의 수질기준 정답 ①

❶ [×] 대장균군은 1mL 불검출
  ⇨ 먹는 물의 수질기준으로 대장균군은 100mL 불검출되어야 한다.

12 급속여과법 정답 ④

① [×] 여과막이 빨리 두터워지므로 사면대치를 1일 1회한다.
   ⇨ 여과막이 빨리 두터워지므로 역류세척을 1일 1회한다.
② [×] 여과지에는 가장 밑에는 작은 자갈이 깔리고 그 위에는 모래를 깐다.
   ⇨ 여과지는 가장 밑부터 큰 돌 → 자갈 → 모래 순으로 깐다.
③ [×] 여과속도가 느려서 많은 양의 물을 여과시킬 수 없다.
   ⇨ 여과속도가 빠르고 많은 양의 물을 여과시킬 수 있다.
❹ [O] 원수 중에 부유하는 미세입자를 제거하기 위해 약품침전을 사용한다.
   ⇨ 약품[$Al_2(SO_4)_3$]을 사용하여 침전시킨 후 여과지로 보낸다.

📄 완속여과법과 급속여과법

구분	완속여과법	급속여과법
침전법	보통침전법	약품침전법
생물막 제거법	사면대치	역류세척
여과지 사용 기간	1~2개월	1일
1일 처리수심	4~5m/일	120~150m/일
탁도·색도가 높을 때	여과에 불리	여과에 영향을 받지 않음
이끼류가 발생되기 쉬운 장소	여과에 불리	여과에 영향을 받지 않음
면적	넓은 면적 필요	좁은 면적도 가능
비용	• 건설비 많이 듦 • 운영비 적게 듦	• 건설비 적게 듦 • 운영비 많이 듦
세균제거율	98~99%	95~98%

13 대기오염 정답 ③

온실효과, 오존층 파괴, 엘니뇨 현상은 대기오염의 영향으로 옳다.
❸ [×] 광합성 작용 증가
   ⇨ 대기오염의 영향으로 옳지 않다. 대기오염으로 광합성 작용이 감소한다.

14 환경호르몬(내분비계 장애물질) 정답 ④

① [O] 생체호르몬과 달리 쉽게 분해되지 않으며 안정적이다.
   ⇨ 환경호르몬에 대한 설명으로 옳다.
② [O] 생체 내 잔류하는 특성이 있다.
   ⇨ 환경호르몬에 대한 설명으로 옳다.
③ [O] 생물체의 체내에 농축된다.
   ⇨ 환경호르몬에 대한 설명으로 옳다.
❹ [×] 암 발생을 억제하는 호르몬과 유사한 작용을 한다.
   ⇨ 암 발생을 증가시키는 호르몬과 유사한 작용을 한다.

📄 내분비계 장애물질

DDT, PCB 등 환경 중의 화학물질이 사람이나 생물체의 몸 속에 들어가서 성장, 생식 등에 관여하는 호르몬(내분비계)의 정상적인 작용을 방해하여 정자 수의 감소, 암수 변환, 암 등을 유발할 수 있는 화학물질이다.

15 에너지 대사율 정답 ③

❸ [×] 강노동은 전형적인 지속작업을 요구하며 4~7
   ⇨ 강노동의 에너지 대사율은 2~4(RMR)이다.

📄 에너지 대사율(RMR)

구분	RMR	작업
경노동	0~1	주로 앉아서 손가락이나 팔로 작업
중등노동	1~2	• 물체를 들거나 미는 일 등 • 지적 작업 또는 6시간 이상 쉬지 않고 하는 작업
강노동	2~4	일반적인 전신 노동, 전형적인 지속작업
중노동	4~7	• 곡괭이질 또는 삽질하는 일 등 • 휴식의 필요가 있는 작업, 노동시간 단축
격노동	7 이상	중량물 작업을 과격하게 하는 정도

16 식중독 정답 ①

❶ [O] 보툴리누스균
   ⇨ 세균성 독소형 식중독균이다.
② [×] 노로 바이러스
   ⇨ 바이러스성 식중독균이다.
③ [×] 살모넬라균
   ⇨ 세균성 감염형 식중독균이다.
④ [×] 장염비브리오균
   ⇨ 세균성 감염형 식중독균이다.

📄 식중독균의 종류

종분류	소분류	원인균 및 물질
세균성 (18종)	감염형	살모넬라, 장염비브리오균, 콜레라, 비브리오 불니피쿠스, 리스테리아모노사이토제넷, 병원성 대장균(EPEC, EHEC, EIEC, ETEC, EAEC), 바실러스 세레우스, 쉬겔라, 여시니아 엔테로콜리티카, 캠필로박터 제주니, 캠필로박터 콜리
	독소형	황색 포도상구균, 클로스트리듐 보툴리눔, 클로스트리듐 퍼프린젠스
바이러스 (7종)	공기, 접촉, 물 등의 경로로 전염	노로 바이러스, 로타 바이러스, 아스트로 바이러스, 장관아데노 바이러스, A형 간염, E형 간염, 사포 바이러스

17 | 치명률 | 정답 ④

❹ [O] 10
⇨ 치명률 = 사망자 수/현성감염자 수 × 100로 산정할 수 있다.
즉, 50/500 × 100 = 10이다.

18 | 표본추출방법 | 정답 ②

① [X] 단순임의추출법
⇨ 모집단을 구성하는 각 요소가 표본으로 선택될 확률이 같도록
하여 표본을 선정하는 방법이다.
❷ [O] 층화표본추출법
⇨ 연구자가 필요로 하는 표본이 모집단에서 차지하는 비율에 따
라 선정되도록 하는 방법이다. 즉, 남자와 여자를 계층으로 나
누고, 모집단을 먼저 중복되지 않도록 층으로 나눈 다음, 각
층에서 표본을 추출한다.
③ [X] 계통적 추출법
⇨ 단순무작위 표본추출법과 유사하지만, 계통표본추출법에서는
난수표를 한번만 이용한다.
④ [X] 집락추출법
⇨ 모집단을 연구목적에 적합하도록 알맞게 묶어 지리적 또는 행
정구역을 중심으로 분류하고, 단순무작위방식으로 군집을 추
출하는 방법이다.

19 | 교내 교육환경보호구역 | 정답 ④

① [X] 교육환경보호구역은 학교장이 설정한다.
⇨ 교육환경보호구역은 교육감이 설정한다.
② [X] 절대보호구역은 학교 출입문에서 200m를 초과할 수 없다.
⇨ 절대보호구역은 학교 출입문에서 50m를 초과할 수 없다.
③ [X] 상대보호구역은 학교경계선에서 100m이다.
⇨ 상대보호구역은 학교경계선에서 200m이다.
❹ [O] 상대보호구역과 절대보호구역이 중복 시 절대보호구역 학교장
이 관리한다.
⇨ 교육환경보호구역 설정에 대한 옳은 설명이다.

20 | 비만 | 정답 ④

① [O] 유치원 다니는 남아의 카우프 지수가 22 이상
⇨ 카우프(Kaup) 지수 20 이상은 소아비만, 18~20은 과체중,
15~18은 정상, 13~15는 여윔, 13 이하는 영양실조로 구분
한다.

② [O] 초등학교 2학년 여아의 신장이 150cm 이상이며, 뢰어 지수
가 160 이상
⇨ 신장 150cm인 경우, 뢰어(Rohrer) 지수가 160 이상이면 소
아비만이다.

신장 110~129cm인 경우	180 이상 소아비만
신장 130~149cm인 경우	170 이상 소아비만
신장 150cm 이상인 경우	160 이상 소아비만

③ [O] 근로자 A씨는 신체검사 결과 브로카 지수가 150 이상
⇨ 브로카(Broca) 지수가 90에서 120 사이면 정상체중, 90 이
하는 마른체중, 120을 넘으면 비만으로 판정한다.
❹ [X] 중년 여성의 비만도(BMI)가 24 이상
⇨ 비만도(BMI) 지수에 따르면, 정상체중은 표준체중의 10%이고,
표준체중보다 10~20%가 초과할 경우(비만도가 110~120%)
과체중, 20% 이상이 초과할 경우(비만도가 120% 이상) 비만
이다. 비만도(BMI) 지수 25 이상이어야 비만이다.

📄 **대한비만학회 비만 진료지침 2018**

- BMI 23~24.9kg/m²: 비만 전 단계(과체중 또는 위험체중)
- BMI 25~29.9kg/m²: 1단계 비만
- BMI 30~34.9kg/m²: 2단계 비만
- BMI ≥ 35kg/m²: 3단계 비만(고도비만)

정답

p. 12

01	②	I	06	②	II	11	③	VIII	16	③	VII
02	③	II	07	④	VI	12	④	IV	17	④	VII
03	③	II	08	①	VII	13	①	IV	18	①	V
04	④	II	09	④	VIII	14	④	IV	19	①	I
05	④	II	10	④	VIII	15	④	IV	20	②	V

취약 단원 분석표

단원	맞힌 답의 개수
I	/ 2
II	/ 5
III	/ 0
IV	/ 4
V	/ 2
VI	/ 1
VII	/ 3
VIII	/ 3
TOTAL	/ 20

I 공중보건학 / II 역학과 질병관리 / III 보건통계 / IV 환경보건 / V 식품위생과 영양 / VI 보건행정과 보건의료체계 관리 / VII 분야별 보건관리 / VIII 생애주기별 보건관리

---

01 대한민국 정부 수립 이후 보건복지부 직제 개편 정답 ②

❷ [○] 사회부
⇨ 우리나라의 보건복지부 직제 개편은 다음의 순서로 이루어졌다.
위생국(1894) → 경찰국 위생과(1910) → 위생국(1945) →
보건후생국(1945) → 보건후생부(1946) → 사회부(1948) →
보건부(1949) → 보건사회부(1955) → 보건복지부(1994) →
보건복지가족부(2008) → 보건복지부(현재)
즉, 대한민국 정부 수립(1948) 이후 보건복지부 직제는 사회
부로 개편되었다.

02 시간적 변수 정답 ③

백일해, 홍역, 인플루엔자A는 주기 변동이다.
❸ [×] 디프테리아
⇨ 디프테리아는 추세 변동으로 약 20년 주기성을 나타내고 있다.

📄 각 질병발생빈도별 예시

추세 변동 (장기 변동)	장티푸스(약 30~40년 주기), 디프테리아(약 20년 주기), 인플루엔자(약 30년 주기: 스페인 인플루엔자, 아시아 인플루엔자, 홍콩 인플루엔자 등)
주기 변동 (순환 변화)	인플루엔자A(2~3년), 인플루엔자B(4~6년), 홍역은 2~3년, 백일해는 2~4년마다 주기적으로 유행
계절 변동	매개동물인 모기로 전파되는 말라리아 또는 일본뇌염은 6~10월 사이에 가장 많이 발생

03 코호트 연구 정답 ③

❸ [×] 시간과 비용이 다른 연구에 비교하면 적게 든다.
⇨ 분석연구 종류에서 가장 많은 시간과 비용이 든다.

📄 코호트 연구의 장단점

장점	• 비교위험도와 귀속위험도를 직접 측정할 수 있음 • 비교적 신뢰성이 높은 자료를 얻을 수 있음 • 시간적 선후관계가 분명함
단점	• 시간, 노력 및 비용이 많이 듦 • 많은 대상자가 필요하므로 발생률이 낮은 질병에는 부적절함 • 연구대상자가 사망하거나 이동하는 등 중도에 탈락할 가능성이 높음

04 후천적 면역 정답 ④

① [×] 자연능동
⇨ 자연상태에서 일어나는 감염, 즉 불현성 감염, 현성 감염, 빈번한 접촉을 통하여 얻어지는 저항성이다(무증상으로 감염).
② [×] 자연수동
⇨ 태반이나 초유를 통해 분비되는 면역항체를 신생아가 섭취함으로써 획득하는 것이다.
③ [×] 인공수동
⇨ 회복기 환자혈청, 면역혈청으로 획득하는 것이다.
❹ [○] 인공능동
⇨ 인공적으로 감염물질을 접종(백일해)하여 획득하는 면역이다.

05 세계보건기구(WHO) 정답 ④

❹ [✕] 기후변화 문제의 해결을 위한 초석을 마련한 공로로 노벨 평화상을 수상하였다.
⇨ 유엔 정부간 기후변화회의(IPCC)의 설명이다. 미국의 앨 고어 전 부통령이 유엔 정부간 기후변화회의(IPCC)와 함께, 2007년 노벨평화상 수상자로 선정되었다. 고어 전 부통령은 지구온난화에 대한 전 세계의 관심을 이끌어 낸 공로가 인정되었다.

06 감염병 신고체계 정답 ②

❷ [O] 기관의 장(의사 등) → 시·군·구 보건소 → 시·도 보건과 → 질병관리청
⇨ 감염병 발생 시 신고·보고체계는 아래와 같다.
의사, 치과의사 또는 한의사(군대일 경우 소속 군의관) → 소속의 기관장(군대의 소속부대장) → 보건소장 → 관할 특별자치도지사 또는 시장·군수·구청장 → 질병관리청장 및 시·도지사에게 각각 보고(제4급 감염병 제외)

📄 **감염병 신고체계**

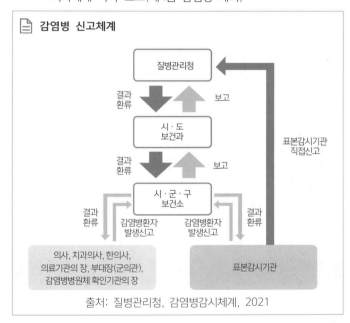

출처: 질병관리청, 감염병감시체계, 2021

07 응급 환자 후송 전 처치 정답 ④

❹ [✕] 안색이 창백하면 머리를 높게 하고 다리를 낮게 한다.
⇨ 안색이 창백하면 머리를 낮게 하고 다리를 높게 한다. 이는 출혈이 발생한 상황에 인체의 중요기관에 혈액을 공급하기 위한 처치이다.

08 정신질환자 복지서비스 정답 ①

❶ [✕] 정신건강증진시설에는 정신복지센터만 있다.
⇨ 정신건강증진시설이란 정신의료기관, 정신요양시설 및 정신재활시설을 말한다.

┌───┐
「정신건강증진 및 정신질환자 복지서비스 지원에 관한 법률」 제3조 【정의】 이 법에서 사용하는 용어의 뜻은 다음과 같다.
3. "정신건강복지센터"란 정신건강증진시설, 「사회복지사업법」에 따른 사회복지시설(이하 "사회복지시설"이라 한다), 학교 및 사업장과 연계체계를 구축하여 지역사회에서의 정신건강증진사업 및 제33조부터 제38조까지의 규정에 따른 정신질환자 복지서비스 지원사업(이하 "정신건강증진사업 등"이라 한다)을 하는 다음 각 목의 기관 또는 단체를 말한다.
    가. 제15조 제1항부터 제3항까지의 규정에 따라 국가 또는 지방자치단체가 설치·운영하는 기관
    나. 제15조 제6항에 따라 국가 또는 지방자치단체로부터 위탁받아 정신건강증진사업 등을 수행하는 기관 또는 단체
4. "정신건강증진시설"이란 정신의료기관, 정신요양시설 및 정신재활시설을 말한다.
└───┘

09 노년부양비 정답 ④

❹ [O] 20
⇨ 노년부양비는 65세 이상 인구/15~64세 인구 × 100으로 산정할 수 있다.
즉, 200/1,000 × 100 = 20이다.

10 비타민의 종류 정답 ④

① [✕] 비타민 A
⇨ 비타민 A는 상피조직의 형성과 유지, 항암제, 정상적 성장유지, 생식기능 촉진, 다량의 독성 있음, 부족시 야맹증
② [✕] 비타민 E
⇨ 비타민 E는 세포막 손상을 저해하는 항산화제로서 비타민 A, 불포화지방산의 항산화제, 셀레늄(Se) 과의 관련, 동물의 생식능력, 혈액 세포막 보호하며 부족시 불임
③ [✕] 비타민 C
⇨ 비타민 C는 콜라겐 합성, 항산화제, 철분흡수, 혈액응고, 모세혈관 기능유지하고 부족시 괴혈병
❹ [O] 비타민 D
⇨ 비타민 D는 생선기름, 강화우유, 대구간유, 버터, 달걀 등 식품을 통해 섭취 가능하고 야외활동을 통해 햇볕으로부터 생성가능, 부족시 골연화증

11 인구구조 정답 ③

① [×] 종형
⇨ 종형은 출생률과 사망률이 낮은 인구구조이다. 선진국형이라고도 하며, 0~14세 인구가 50세 이상 인구의 2배와 같다.
② [×] 별형
⇨ 별형은 생산연령의 인구비율이 높은 도시형 인구구조이다. 15~49세 인구가 전체 인구의 50%를 차지한다.
❸ [○] 항아리형
⇨ 문제에서 설명하는 인구구조 유형은 출생수 1,000명이고 노인인구는 2,000명으로 노인인구가 출생수보다 2배 더 높은 인구현상을 보인다. 즉, 전형적인 인구감소현상이 나타나는 항아리형이다.
④ [×] 호로병형
⇨ 호로병형은 생산연령 인구 유출이 큰 농촌형 인구구조이고 15~49세 인구가 전체 인구의 50% 미만이다.

📄 **피라미드형 인구구조**

출생률과 사망률이 높은 인구구조로 저개발국가의 인구구조이다. 0~14세 인구가 50세 이상 인구의 2배가 넘는다.

12 수질오염 지표 정답 ④

❹ [×] 상수도에서는 대장균군의 수치를 매일 1회 이상 수질검사를 한다.
⇨ 상수도에서는 대장균군의 수치를 매주 1회 이상 수질검사를 한다.

📄 **수질오염지표**

정수장에서 매주 검사해야 하는 7항목은 일반세균, 총 대장균군, 대장균 또는 분원성 대장균군, 암모니아성 질소, 질산성 질소, 과망간산칼륨 소비량, 증발잔류물이다.

13 수질상태 정답 ①

❶ [○] 부활현상이 발생한다.
⇨ 부활현상이 발생하는 것은 소독 처리가 완료된 물의 세균이 배수관에서 다시 증식하는 현상으로 오염된 물이 되는 것이다. 그러므로 염소소독 처리가 잘못된 현상이라고 볼 수 있다.

14 대기오염물질 정답 ④

분진, 연무, 훈연은 입자상 물질이다.
❹ [○] 탄화수소
⇨ 가스상 물질이다.

15 스모그 정답 ④

① [×] 런던형 스모그는 침강성 역전의 기온역전이 나타난다.
⇨ 런던형 스모그는 복사성 역전의 기온역전이 나타난다.
② [×] 런던형 스모그는 여름철에 나타난다.
⇨ 런던형 스모그는 겨울철에 나타난다.
③ [×] LA형 스모그는 석탄과 석유계의 주된 연료사용으로 나타난다.
⇨ 런던형 스모그는 석탄과 석유계의 주된 연료사용으로 나타난다.
❹ [○] LA형 스모그는 낮에 많이 발생한다.
⇨ LA형 스모그는 낮에, 런던형 스모그는 이른 아침에 많이 발생한다.

16 전리방사선 정답 ③

① [×] 생물학적 효과비가 가장 낮다.
⇨ 중성자는 효과비가 높다.
② [×] 방사선원자핵으로 쉽게 흡수된다.
⇨ β선은 방사선원자핵으로 쉽게 흡수된다.
❸ [○] 핵분열반응으로 투과력이 가장 강하다.
⇨ 중성자는 핵분열반응으로 투과력이 가장 강하다.
④ [×] 전자파로 비교적 투과력이 있다.
⇨ χ선은 전자파로 비교적 투과력이 있다.

📄 **감마선(γ)**

• 방사성 원자가 붕괴할 때에 방출된다.
• 감마선은 X – 선과 같이 투과력이 상당히 강하다.
• 우리 몸을 X – 선보다 더 쉽게 통과할 수 있어서, 암치료 등에 이용된다.

17 산업재해 정답 ④

❹ [×] 레이노이드 현상
⇨ 레이노이드 현상은 진동으로 인해 발생한다.

📄 **VDT 작업**

대부분 좌식작업이기 때문에 척추의 정상 요추만곡을 유지하기 힘들고 허리에 통증을 유발한다. 또한, 엉덩이 부분에 과다한 압력이 집중되기 때문에 다리 부종 및 혈액순환 저하, 피로를 유발한다.

18 식품첨가물 정답 ①

❶ [O] 식품의 보존기간을 연장시키는 것이다.
 ⇨ 보존료는 식품의 보존기간을 연장시키는 것이다.
② [X] 식품에 첨가하여 색깔을 내기 위한 재료이다.
 ⇨ 착색료는 식품에 첨가하여 색깔을 내기 위한 재료이다.
③ [X] 식품의 고유한 맛만을 충족을 느끼지 못 할 경우 맛을 좋게
 하고자 첨가하는 물질이다.
 ⇨ 조미료는 식품의 고유한 맛만을 충족을 느끼지 못 할 경우 맛
 을 좋게 하고자 첨가하는 물질이다.
④ [X] 공기 중의 산소에 변질을 방지하기 위해 사용하는 것이다.
 ⇨ 산화방지제는 공기 중의 산소에 변질을 방지하기 위해 사용하
 는 것이다.

19 건강한 도시 정답 ①

❶ [O] 비례사망지수가 높은 도시
 ⇨ 비례사망지수가 높은 도시는 50세 이상 인구의 사망자 수가 50
 세 이하의 사람보다 높은 도시이므로 건강한 도시이다.
② [X] α-index가 3으로 높은 도시
 ⇨ α-index가 3으로 높은 도시는 영아사망의 보건학적 문제가
 있는 수준이다.
③ [X] 평균수명이 65세인 도시
 ⇨ 평균수명이 65세인 도시는 감염병이나 만성 질병관리 등 건강
 문제관리가 개선이 되지 않아 많은 사람들이 사망하고 있는
 것을 보여준다. 2022년 기준 여자의 기대수명은 86.6세로 남
 자의 80.6세에 비해 6년이나 길다.
④ [X] 코로나19 치명률이 평균보다 3 높은 도시
 ⇨ 코로나19 치명률이 평균보다 3 높은 도시는 많은 사람이 코
 로나19에 감염되어 사망하고 있는 것으로 불건강한 상태이다.
 2023년 1월 기준 한국에서 코로나19는 0.11%의 치명률을
 나타내고 있다.

20 식품의 특이동적작용 정답 ②

① [X] 비교에너지 대사량 증가
 ⇨ 비교에너지 대사량은 작업대사량이 기초대사량의 몇 배가 되
 는가를 계산한 것이다. 예를 들어 수면 시 비교에너지 대사량
 은 기초대사량의 0.9이지만, 보행 시는 1.5, 달리기를 할 때는
 4.0~7.0이며, 경작업 시는 1.0, 중등작업 시는 1.0~2.0, 격노
 동 시는 7.0 이상으로 나타났다. 움직임이 있을 시 비교에너
 지 대사량은 증가한다.
❷ [O] 식품의 특이동적작용
 ⇨ 식품을 섭취하면 에너지 대사가 항진되는데, 이러한 식품섭취
 에 따른 대사항진을 특이동적작용이라고 한다. 열량식품이 체
 내에서 이용될 때 그 식품이 가진 열량가보다는 높은 열을 생
 산하는 것이다. 특이동적작용은 식품이 소화·흡수·대사될 때
 에너지를 필요로 하기 때문에 일어나며 단백질은 16~30%,
 탄수화물은 4~9%, 지방질은 4% 전후의 열량 상승이 있다.

③ [X] 기초대사의 항일성
 ⇨ 기초대사의 항일성은 기초대사량이 일반적으로 체중 1kg당 1시
 간에 1kcal로서. 일정기간 중에 기초대사량의 변동은 5% 전
 후로서 항상 일정하다는 것이다.
④ [X] 식품의 동화작용
 ⇨ 식품의 동화작용은 몸에 흡수된 음식물들을 체내에 저장하는
 과정이다.

▶ 정답   p. 16

01	④	I	06	②	IV	11	①	VIII	16	②	VIII
02	③	II	07	①	IV	12	①	VII	17	②	V
03	③	II	08	④	VIII	13	④	VIII	18	③	VII
04	①	IV	09	①	VI	14	③	VIII	19	④	IV
05	④	IV	10	④	I	15	②	VII	20	①	II

▶ 취약 단원 분석표

단원	맞힌 답의 개수
I	/ 2
II	/ 3
III	/ 0
IV	/ 5
V	/ 1
VI	/ 1
VII	/ 3
VIII	/ 5
TOTAL	/ 20

I 공중보건학 / II 역학과 질병관리 / III 보건통계 / IV 환경보건 / V 식품위생과 영양 / VI 보건행정과 보건의료체계 관리 / VII 분야별 보건관리 / VIII 생애주기별 보건관리

01 공중보건의 발전사   정답 ④

① [×] 여명기-프랭크
   ⇨ 여명기에는 산업혁명(1780~1830)으로 콜레라와 폐결핵이 만연하였다.
② [×] 확립기-라마찌니
   ⇨ 확립기에는 세균학과 면역학 발달로 근대예방의학 발전의 기초를 마련하였다.
③ [×] 고대기-히포크라테스
   ⇨ 고대기에는 히포크라테스가 의학의 아버지로서 장기설(Miasma Theory), 4체액설(체액병리설) 등을 주장하였다.
❹ [○] 중세기-채드위크
   ⇨ 중세기인 1383년, 프랑스 마르세유(Marseilles)에서 최초로 검역소를 설치하고, 검역법을 제정하였다

02 면역   정답 ③

① [×] 자연면역
   ⇨ 자연면역은 자연상태에서 일어나는 감염으로 얻어진 면역이다.
② [×] 인공면역
   ⇨ 인공면역은 인공적으로 감염물질로 얻어진 면역이다.
❸ [○] 집단면역
   ⇨ 집단면역은 특정 감염증에 대해서 집단구성원의 면역학적 반응을 측정함으로써 객관적으로 알 수 있는 어떤 인구집단의 면역상태이다.
④ [×] 자가면역
   ⇨ 자가면역은 면역계가 원래의 환경 또는 자기 자신의 구성성분을 이물질로 인식해 면역반응을 일으키는 것이다.

03 감염병 관련 용어   정답 ③

❸ [×] 감염병환자란 감염병병원체가 인체에 침입한 것으로 의심된 사람이다.
   ⇨ 감염병환자란 감염병의 병원체가 인체에 침입하여 증상을 나타내는 사람으로, 「감염병의 예방 및 관리에 관한 법률」 제11조 제6항의 진단 기준에 따른 치과의사 또는 한의사의 진단이나 제16조의2에 따른 감염병병원체 확인기관의 실험실 검사를 통하여 확인된 사람을 말한다.

04 음용수   정답 ①

❶ [○] 총 트리할로메탄 생성에 의한 것이다.
   ⇨ 총 트리할로메탄은 먹는 물의 염소소독의 독성과 냄새를 유발하는 성분으로, 트리할로메탄은 먹는 물 기준 총 $0.1mg/L$을 넘지 아니한다.
② [×] 황산알류미늄의 여과기능에 의한 것이다.
   ⇨ 황산알류미늄의 여과기능을 할 때 약품$[Al_2(SO_4)_3]$을 사용하여 침전시킨 후 여과지로 보낸다
③ [×] 잔류염소가 기준치 이상 유리되어 있다는 것이다.
   ⇨ 잔류염소는 염소를 주입하였을 때에 염소요구량에 의해 소모되고 남아 있는 염소이다. 유리잔류염소는 $0.2mg/L$로 가능하지만 결합형 잔류염소의 경우에는 $0.4mg/L$ 정도가 필요하다.
④ [×] 불연속점 염소처리가 필요한 시점이다.
   ⇨ 불연속점 염소처리법은 불연속점 이상으로 염소량을 주입하여 유리잔류염소가 검출되도록 염소를 주입하는 방법이다.

05 수영장의 수질기준 정답 ④

❹ [O] 탁도 1.4NTU
⇨ 수영장의 수질기준으로 옳다.

06 대기오염 정답 ②

① [X] 열섬현상
⇨ 열섬현상은 도심지역은 주변지역보다 평균기온이 약 1 ~ 2℃ 정도 더 높은 것을 의미한다.
❷ [O] 열돔현상
⇨ 열돔현상은 지표로부터 정체된 고기압이 형성되어서 이 고기압이 공기의 흐름을 막고 열을 가두어 고기압 내부 지역의 온도가 높아지는 현상을 의미한다. 이 현상은 미국, 지중해 그리고 아시아 등 주로 중위도 국가에서 발생하며, 발생시 예년보다 5~10도 이상의 높은 기온이 며칠에서 몇주 동안 지속된다. 대표적인 예로는 2018년 여름의 한국의 폭염이 있다.
③ [X] 열대야 현상
⇨ 열대야 현상은 밤 최저기온(오후 7시 1분 ~ 다음날 오전 9시)이 25℃ 이상인 날을 열대야라고 한다.
④ [X] 라니냐 현상
⇨ 라니냐 현상은 적도 무역풍이 평년보다 강해지면서 태평양의 해수면과 수온이 평년보다 상승하게 되고, 찬 해수의 용승현상 때문에 적도 동태평양에서 저수온현상이 강화되는 것이다.

07 사업재해현상 정답 ①

❶ [O] 하인리히 법칙
⇨ 하인리히 법칙은 산업재해는 우연한 사건에 의해 발생하는 것이 아니라, 충분히 그럴 만한 개연성이 있었던 것을 방치할 때 발생함을 의미하는 것이다. 하인리히는 1931년 산업재해의 예방이라는 저서에서 산업재해에 의한 피해를 분석하여 큰 재해와 작은 재해 그리고 사소한 재해의 발생 비율[1(증상 재해) : 29(무증상 재해) : 300(잠재성 재해)]을 발표하였다.
② [X] 중대재해 이론
⇨ 중대재해 이론은 업무상 고의나 질병으로 일시에 다수의 사상자를 유발하는 재해이다.
③ [X] 스위스 치즈 모형
⇨ 스위스 치즈 모형은 시스템의 여러 층 위에 있는 결함이 어떻게 실수나 사건으로 연결되는지를 묘사한다.
④ [X] 근본원인분석
⇨ 근본원인분석은 위해사건과 근접오류 발생 시 내재된 변이와 관련된 기여요인을 규명하기 위한 방법이다.

08 당뇨병 정답 ④

❹ [X] 전체 당뇨의 90% 이상을 차지한다.
⇨ 전체 당뇨의 90% 이상을 차지하는 것은 제 2형 당뇨병으로 인슐린 기능장애로 나타나며 인슐린 비의존형 당뇨병이라고 한다. 40대 이후에 발병빈도가 높고 비만인 경우가 많이 발생한다.

09 피임방법 정답 ①

❶ [O] 경구피임제
⇨ 경구피임제는 배란을 억제하고, 자궁경관점액을 끈끈하게 만들어 정자의 통과를 막아 피임을 도와준다.
② [X] 자궁 내 피임장치
⇨ 자궁 내 피임장치는 정자의 운동성 및 수태능력을 방해하여 피임을 도와준다.
③ [X] 페니돔
⇨ 페니돔은 질 안에 삽입하는 폴리우레탄 재질의 콘돔으로 크고 양 끝에 둥근 플라스틱 링이 달린 모양을 하고 있다. 성교 전 여성이 스스로 질 내에 착용할 수 있으나, 착용이 어려워 피임 실패율이 높다.
④ [X] 기초체온법
⇨ 기초체온법은 배란 후에 황체호르몬에 의해 체온이 0.3℃ 정도 높아지므로 매일 아침에 기상하기 전에 입을 통해 체온을 측정해서 체온이 일반적으로 높아지는 시기에 성교를 피하는 것이다.

10 비타민 정답 ④

❹ [X] 부족 시에는 성장 정지, 식욕 감퇴, 체중 감소, 구순염, 설염 등을 초래할 수 있다.
⇨ 부족 시에는 성장 정지, 식욕 감퇴, 체중 감소, 구순염, 설염 등을 초래할 수 있는 것은 비타민B2이다.

11 모자보건의 용어 정답 ①

❶ [X] 임산부는 임신 중이거나 분만 후 6주의 여성이다.
⇨ 임산부는 임신 중이거나 분만 후 6개월 미만인 여성을 말한다.

12 포럼 정답 ①

❶ [O] 포럼(공개토론회)
⇨ 포럼(공개토론회)은 1~3인 정도의 전문가가 간략하게 발표하고, 발표내용을 중심으로 청중과 질의응답을 통해 토론을 진행하는 방법이다.

② [X] 패널토의
⇨ 패널토의는 어떤 주제에 대한 상반되는 견해를 가진 전문가 4~7명이 사회자의 안내에 따라 토의를 진행하는 방법이다.
③ [X] 집단토론
⇨ 집단토론의 참가자는 10명 내외가 적당하며, 참가자들이 특정 주제에 대하여 자유롭게 서로의 의견을 교환하고 결론을 내리는 방법이다.
④ [X] 심포지엄
⇨ 심포지엄은 동일한 주제에 대해 전문적인 지식을 가진 연사 2~5명을 초청하여 각자 10~15분씩 의견을 발표하도록 한 후, 발표내용을 중심으로 사회자가 청중을 공개토론 형식에 참여시키는 교육방법이다

13　순재생산율　　　정답 ④

① [X] 인구증감이 없다.
⇨ 순재생산율이 1.0이라는 의미이다.
② [X] 1세대와 2세대 간의 여자 수가 같다.
⇨ 순재생산율이 1.0이라는 의미이다.
③ [X] 다음세대 인구의 감소이다.
⇨ 순재생산율이 1.0 이하인 경우는 다음세대 인구의 감소를 의미한다.
❹ [O] 다음세대 인구의 증가이다.
⇨ 순재생산율이 1.0 이상인 경우는 다음세대 인구의 증가를 의미한다.

14　인구증가율　　　정답 ③

❸ [X] 인구증가율은 자연증가인구와 사회증가인구의 차이다.
⇨ 인구증가율은 자연증가인구와 사회증가인구의 합을 의미한다.

15　산업재해보험　　　정답 ②

① [O] 사업주가 전액 부담한다.
⇨ 산업재해의 재원 조달은 전적으로 사업주의 몫으로 사업주가 전액 부담한다.
❷ [X] 재해발생에 따른 휴업급여는 전체손해액을 보상한다.
⇨ 재해발생 시 휴업급여의 1일당 지급액은 평균 임금의 100분의 70에 상당하는 금액으로 하므로 전체 금액을 보상해 주지는 않는다.
③ [O] 자진납부를 원칙으로 한다.
⇨ 산재보험은 강제보험으로 자진납부를 원칙으로 한다.

16　보건통계　　　정답 ②

① [X] 온도
⇨ 온도는 등간척도로 사물의 속성에 대한 순위를 부여하되 동일한 측정단위 간격마다 동일한 차이를 부여하는 척도이다(온도, 학업성취점수, 물가지수 등).
❷ [O] 성별
⇨ 성별은 사물을 구분하기 위하여 숫자를 부여한 척도로 가장 낮은 수준의 척도인 명목척도이다(성별, 혈액형, 이름 등).
③ [X] 무게
④ [X] 길이
⇨ 무게와 길이는 연속성을 보이며 비율척도이다. 수학적 계산이 가능한 가장 상위의 척도이다(무게, 길이, 신장, 체중, 성과점수 등).

17　변패　　　정답 ②

① [X] ㉠ 부패, ㉡ 암모니아
⇨ 부패는 미생물의 증식에 의하여 단백질이 분해하여 아민(Amine)이나 암모니아가 생기며 악취를 발생시키는 것을 말한다.
❷ [O] ㉠ 변패, ㉡ 탄수화물
⇨ 변패는 탄수화물이나 지방질 성분이 많은 식품에 미생물의 번식으로 분해되어 변질된 것을 말한다.
③ [X] ㉠ 산패, ㉡ 지방
⇨ 산패는 지방의 산화로 미생물에 의한 것이 아니고 산소에 의하여 변질된 것(지방이 주로 산화되는 것)을 말하며, 가수분해형·케톤형·산화형 산패가 있다.
④ [X] ㉠ 변질, ㉡ 아민
⇨ 변질은 식품을 그대로 방치해둘 경우 미생물, 햇볕, 산소, 효소, 수분의 변화 등에 의해 식품 본래의 향미, 색 및 영양 성분의 변화를 일으키는 물리·화학적 변화를 말한다.

18　중금속 중독 예방 수칙　　　정답 ③

① [O] A근로자: 납 중독 예방을 위해 호흡보호구를 착용했어.
⇨ 납에서 발생하는 연무로 인한 납 중독을 예방하기 위해 호흡보호구 착용을 해야 한다.
② [O] B근로자: 크롬 중독을 예방하기 위해 비중격 점막에 바셀린을 발랐어.
⇨ 크롬 중독을 예방하기 위해 비중격 점막에 바셀린 발라서 비중격의 연골부에 둥근 구멍이 뚫리는 비중격 천공을 예방해야 한다.
❸ [X] C근로자: 수은이 옷에 묻을까봐 고무장비를 착용했어.
⇨ 크롬은 고무로 된 장갑, 장화, 앞치마를 입고 피부에 이들 물질이 닿지 않도록 한다.

④ [○] D근로자: 카드뮴은 골연화에 영향을 주기 때문에 호흡보호구
를 착용했어.
⇨ 카드뮴은 근골력계 질환에 영향을 주기 때문에 호흡보호구를
착용해야 한다.

19 폐기물 처리방법   정답 ④

① [×] 소각법
⇨ 소각법은 고온의 소각로에서 가연성 물질을 태우는 방법으로
가장 위생적이다.
② [×] 퇴비법
⇨ 퇴비법은 유기물질을 미생물에 의해 분해시켜 비료 등으로 재
이용하는 방법이다.
③ [×] 재활용
⇨ 재활용은 폐기물을 재사용·재생이용하거나 재사용·재생이용
할 수 있는 상태로 만드는 활동이다.
❹ [○] 매립법
⇨ 매립법은 폐기물은 저지대에 버린 후 복토를 덮는 방법으로
전 세계 고형 폐기물의 90% 이상이 처리하는 방법이다.

20 증식발육형   정답 ①

❶ [○] 증식발육형
⇨ 매개곤충 내에서 병원체가 증식과 발육하여 전파하는 방법이
다. 대표적인 예시로는 말라리아가 있다.
② [×] 증식형 전파
⇨ 증식형 전파는 매개곤충 내에서 단순히 병원체의 수만 증가한다.
③ [×] 발육형 전파
⇨ 발육형 전파는 매개곤충 내에서 수적 증식은 없지만 병원체가
발육하여 전파한다.
④ [×] 경란형 전파
⇨ 경란형 전파는 병원체가 충란을 통해 전파하는 경우이다.

▶ 정답

p. 20

01	①	VII	06	②	I	11	④	II	16	①	IV
02	④	II	07	②	VIII	12	③	II	17	①	IV
03	④	VII	08	①	II	13	④	III	18	②	VII
04	①	V	09	③	II	14	①	IV	19	③	VIII
05	②	VIII	10	④	II	15	②	IV	20	②	VII

▶ 취약 단원 분석표

단원	맞힌 답의 개수
I	/ 1
II	/ 6
III	/ 1
IV	/ 4
V	/ 1
VI	/ 0
VII	/ 4
VIII	/ 3
TOTAL	/ 20

I 공중보건학 / II 역학과 질병관리 / III 보건통계 / IV 환경보건 / V 식품위생과 영양 / VI 보건행정과 보건의료체계 관리 / VII 분야별 보건관리 / VIII 생애주기별 보건관리

01   공중보건학의 영역   정답 ①

❶ [O] 보건교육
⇨ 보건관리 분야
② [X] 환경위생
⇨ 환경보건 분야
③ [X] 환경오염
⇨ 환경보건 분야
④ [X] 역학
⇨ 질병관리 분야

📄 분야

환경보건 분야	환경위생, 환경오염, 환경보전과 공해문제, 식품위생, 산업보건 등 환경요인에 관한 사항
질병관리 분야	역학, 감염병(급, 만성) 관리, 기생충질환관리, 비전염성 질환관리 등 질병발생의 원인과 관리에 관한 사항
보건관리 분야	보건교육, 보건행정, 보건통계, 인구보건, 가족보건, 모자보건, 영유아보건, 보건영양, 학교보건, 노인보건, 정신보건, 응급의료, 보건정도 등 보건관리

02   절지동물에 의한 전파   정답 ④

① [X] 경란형 – 록키산 홍반열
⇨ 경란형은 병원체가 충란을 통해 전파하는 경우이다. 대표적으로 재귀열(진드기), 록키산 홍반열(진드기)이 있다.
② [X] 발육형 – 사상충증
⇨ 발육형은 매개곤충 내에서 수적 증식은 없지만 병원체가 발육하여 전파하는 경우이다. 대표적으로 사상충증이 있다.
③ [X] 발육증식형 – 말라리아
⇨ 발육증식형은 매개곤충 내에서 병원체가 증식과 발육하여 전파하는 경우이다. 대표적으로 말라리아가 있다.
❹ [O] 배설형 – 발진티푸스
⇨ 예로 발진티푸스(이), 발진열(쥐벼룩)이 있다.

03   정신장애의 종류   정답 ④

① [X] 신경증(neurosis)
⇨ 신경증(neurosis)은 내적 갈등이나 외부의 스트레스를 대처하는 데에 어려움이 발생하여 심리적 긴장이나 증상이 일어나는 일종의 인격 변화를 의미한다.
② [X] 조울병(manic depressive psychosis)
⇨ 조울병(manic depressive psychosis)은 조증과 우울증이 교대로 또는 조증이 반복적으로 나타나는 장애이다.
③ [X] 인격장애(personality disorder)
⇨ 인격장애(personality disorder)는 자신이나 사회를 바라보는 시각이 보통 사람의 수준을 벗어나 편향된 상태를 보이는 것을 의미한다.
❹ [O] 조현병(schizophrenia)
⇨ 조현병(schizophrenia)은 뇌의 기질적 장애로, 이한 의식 혼탁의 징조 없이 사고, 정동, 지각, 행동의 인격의 여러 측면에서 와해를 초래하는 뇌기능장애이다. DSM – 5 진단 기준 증상 중 2개의 증상(또는 그 이상)이 1개월 중 상당 기간 동안 지속되며(성공적으로 치료되었다면 더 짧게), 적어도 망상, 환각, 혼란된 언어 중 하나는 나타나야 한다.

04   황색포도상구균 식중독   정답 ①

❶ [O] 세균성 식중독 중에서 잠복기가 가장 짧다.
⇨ 세균성 식중독 중에서 잠복기가 가장 짧으며, 유제품, 도시락, 김밥 등이 원인 식품이 되어 감염된다. 예방으로 화농성 환자, 인후염 환자 음식 조리 금지, 저온보관, 조리된 식품 2시간 이내 섭취 식기 멸균 철저 등이다.
② [X] 통조림, 소시지 등이 혐기성 상태에서 발생하는 신경독소이다.
⇨ 보툴리누스 식중독은 통조림, 소시지 등이 혐기성 상태에서 발생하는 신경독소이다.

③ [×] 잠복기가 12~36시간이나, 2~4시간 이내 신경증상이 나타날
    수 있다.
    ⇨ 보툴리누스 식중독은 잠복기가 12~36시간이나, 2~4시간 이
    내 신경증상이 나타날 수 있으며, 약산성 식품에서 장기간 유
    지된다.
④ [×] 증상으로는 약시, 복시, 연하곤란, 변비, 설사, 호흡곤란이 있다.
    ⇨ 보툴리누스 식중독의 증상 중 신경계 증상은 현기증, 두통, 신
    경장애, 호흡곤란, 언어곤란, 혼수 상태, 연하곤란, 복시, 약시
    등이 있다. 소화기계 증상은 구역질, 구토, 복통, 전신권태, 변
    비, 설사 등이 있다.

05 　인구구조 유형　　　　　　　　　정답 ②

① [×] 경제활동인구가 증가한다.
    ⇨ 노인인구가 높으면 인구구조는 항아리형에 가깝다. 출생수가
    적으면, 경제활동인구가 감소할 것으로 보인다.
❷ [O] 노령인구가 증가하여 노인문제가 대두된다.
    ⇨ 출생인구보다 노령인구가 증가하여 노인문제가 대두되고 있으
    니, 노인보건, 노인주거시설, 돌봄서비스 등 노인정책을 계획
    해야 할 것이다.
③ [×] 어린이집 부족현상이 발생하여 증원 계획을 세워야 한다.
    ⇨ 출생률이 낮아서 어린이집 부족현상은 없을 것으로 보인다.
④ [×] 감염병의 발생률을 확인하고 보건정책을 수립해야 한다.
    ⇨ 감염병의 발생률을 확인할 수는 없다. 노인이 지속적으로 출생
    률보다 증가하고 있는 것을 예측할 수 있으니, 노인보건정책을
    수립해야 한다.

06 　건강모형　　　　　　　　　　　　정답 ②

① [×] 사회·생태학적 모형
    ⇨ 사회·생태학적 모형은 개인의 사회적·심리학적 행태적 요인
    을 중시하는 모형으로 주요인, 외부환경요인, 개인행태요인이
    주요 요소이다.
❷ [O] 세계보건기구 모형
    ⇨ 세계보건기구 모형은 건강을 신체적·정신적·사회적으로 완전
    히 안녕한 상태에 놓여 있는 것이라고 정의한 것으로, 세계보
    건기구에서 개발하였다.
③ [×] 전인적 모형
    ⇨ 전인적 모형은 질병이 다양한 복합요인에 의해 발생되는 것이
    며, 치료의 목적은 단순히 질병을 제거하는 것만이 아니라 개
    인이 더 나은 건강을 성취할 수 있도록 건강을 증진시키고, 자
    기관리능력을 향상·확대시키는 넓은 개념으로 보는 모형이다.
④ [×] 생의학적 모형
    ⇨ 생의학적 모형은 인간을 하나의 기계로 보고, 마치 고장난 기
    계의 부품을 수리하듯이 질병의 원인을 찾아내고 이를 치료하
    는 것을 목표로 하며, 정신과 신체를 이원화하여 생각하는 모
    형이다.

07 　노년기의 1차 예방수준　　　　　　정답 ②

① [×] 뇌졸중에 대한 예방으로 식이요법과 운동예방교육 실시
    ⇨ 1차 예방이다.
❷ [O] 이학적 검사에 의한 확인 및 선별검사에 의한 확인
    ⇨ 2차 예방이다.
③ [×] 잃어버린 일상생활동작능력을 회복
    ⇨ 3차 예방이다.
④ [×] 노년기의 삶의 질을 유지·회복
    ⇨ 3차 예방이다.

08 　백일해 민감도　　　　　　　　　　정답 ①

❶ [O] 90.9
    ⇨ 민감도(Sensitivity)란 특정 질병이 있는 사람을 질병이 있는
    사람으로 측정해 내는 능력이다. 민감도는 진양성 수/총 환자
    수 × 100으로 산정할 수 있다.
    즉, 100/110 × 100 = 90.9이다.

09 　소화기계 감염병　　　　　　　　　정답 ③

두창, 성홍열, 인플루엔자는 호흡기계 감영병이다.
❸ [O] 장티푸스
    ⇨ 장티푸스는 소화기계 감염병이다.

10 　감수성 지수　　　　　　　　　　　정답 ④

① [×] 8세 남아의 홍역 발생
    ⇨ 8세 남아는 면역력에 취약한 집단이며, 홍역은 감수성 지수가
    가장 높기 때문에 증상과 징후로 인한 합병증이 발생할 가능
    성이 가장 높다.
② [×] 신생아의 백일해로 감염된 엄마
    ⇨ 신생아의 백일해로 감염된 엄마는 성인이므로 ①의 8세 아이
    보다 대상에서 민감도가 떨어진다.
③ [×] 아동의 성홍열
    ⇨ 아동의 성홍열보다는 ①의 8세의 아이의 홍역이 더 감수성이
    높다.
❹ [O] 폴리오 감염으로 장애 발생한 신생아
    ⇨ 폴리오 감염으로 장애가 발생한 신생아는 감수성 지수가 가장
    낮은 편이다.

> 📄 **감수성 지수(Rudder)**
>
> 급성 호흡기계 전염병의 경우에 해당되며, 두창 및 홍역(95%), 백일해
> (60~80%), 성홍열(40%)·디프테리아(10%), 폴리오(0.1%) 순으로
> 두창이 가장 높고, 폴리오가 가장 낮다.

11 우리나라와 세계보건기구의 급성 감염병 관리   정답 ④

① [×] (ㄱ): 관심단계, (ㄴ): 3단계
  ⇨ (ㄱ) 관심단계는 해외에서의 신종감염병의 발생 및 유행하는 수준이다. (ㄴ) 3단계는 산발적으로 소규모로 유행하는 단계이다.
② [×] (ㄱ): 주의단계, (ㄴ): 4단계
  ⇨ (ㄱ) 주의단계는 해외에서 신종감염병이 국내 유입되는 단계이다. (ㄴ) 4단계는 지역단위로 유행하는 단계이다.
③ [×] (ㄱ): 경계단계, (ㄴ): 5단계
  ⇨ (ㄱ) 경계단계는 국내 유입된 해외 신종감염병이 제한적으로 전파되는 단계이다. (ㄴ) 5단계는 1개 대륙, 2개 국가 이상에서 유행하는 단계이다.
❹ [O] (ㄱ): 심각단계, (ㄴ): 6단계
  ⇨ (ㄱ) 심각단계는 국내 유입된 해외 신종감염병이 지역사회에 전파되거나 전국적으로 확산되는 단계이다. (ㄴ) 6단계는 2개 대륙 이상에서 유행하는 단계이다.

12 장티푸스   정답 ③

① [×] 제1급 감염병이다.
  ⇨ 장티푸스는 소화기계 문제의 제2급 감염병 중 가장 많이 발생되는 감염병이다.
② [×] 열은 발생하지 않고 복통이 주증상이다.
  ⇨ 지속적인 고열이 발생하는 것은 장티푸스의 가장 큰 특징이다.
❸ [O] 감수성은 전반적으로 높은 편이다.
  ⇨ 장티푸스의 감수성은 전반적으로 높다. 병이 회복되면 일반적으로 영구면역을 가지게 되나, 화학요법으로 치료한 경우는 영구면역을 가지기 어렵다.
④ [×] 인공수동면역으로 사균백신이 있다.
  ⇨ 장티푸스는 인공능동면역으로 사균백신이 있어 예방접종을 할 수 있다. Vi polysaccharide 백신은 만 2세 이상에서 1회 접종할 것을 권장한다. 경구용 생백신은 만 5세 이상에서 격일로 3회 투여할 것을 권장한다. 장티푸스에 걸릴 위험에 계속 노출되는 경우에는 3년마다 추가 접종할 것을 권장한다.

13 정규분포   정답 ④

① [O] 평균을 중심으로 좌우가 대칭이다.
  ⇨ 평균을 중심으로 좌우가 대칭인 종 모양이다
② [O] 정규곡선은 좌우로 횡축에 무한히 접근하나, 닿지는 않는다.
  ⇨ 정규곡선은 평균으로부터 멀어질수록 x축에 가까워지나, 결코 x축에 닿지 않는다.
③ [O] 정규곡선의 모양과 위치는 표준편차와 평균에 의하여 결정된다.
  ⇨ 정규곡선의 모양과 위치는 $\mu \pm 1\sigma$ 범위 내에 68.26%, $\mu \pm 2\sigma$ 범위 내에 95.44%, $\mu \pm 3\sigma$ 범위 내에 99.73%로 표준편차와 평균에 의하여 결정된다.

❹ [×] 정규곡선의 전체면적은 100이다.
  ⇨ 정규곡선의 전체면적은 1이며 평균을 중심으로 한다.

14 멸균법   정답 ①

❶ [O] 자비멸균법
  ⇨ 자비멸균법은 100℃의 끓는 물에서 15~20분간 처리하는 방법이다.
② [×] 고압증기멸균법
  ⇨ 고압증기멸균법은 포자형성균의 멸균에 제일 좋은 방법으로 실험실이나 연구실에서 많이 사용하고, 초자기구, 의류, 고무제품, 자기류, 거즈 및 약액 등에 주로 사용한다.
③ [×] 유통증기멸균법
  ⇨ 유통증기멸균법은 포자를 사멸시킬 수 없으므로 간헐멸균을 하는데, 간헐멸균은 1일 1회 100℃의 증기를 30분간 통과시키는 작업을 3일에 걸쳐 3회 실시한다.
④ [×] 저온소독법
  ⇨ 저온소독법은 고온처리가 부적합한 유제품, 알코올, 건조과실 등에 사용되는 방법이며, 주로 포자를 형성하지 않는 결핵균, 소유산균, 살모넬라균 등의 살균에 이용한다.

15 소독제의 조건   정답 ②

① [×] 부식성과 표백성이 있어야 한다.
  ⇨ 소독제는 부식성, 표백성이 없어야 한다.
❷ [O] 물에 잘 녹아야 한다.
  ⇨ 소독제는 물에 잘 녹는 수용성이어야 한다.
③ [×] 냄새가 있어야 한다.
  ⇨ 소독제는 역한 냄새로 사람에게 건강장애를 주어서는 안 된다.
④ [×] 석탄계수가 낮아야 한다.
  ⇨ 석탄계수가 높아야 살균력이 강해서 좋다.

16 소독제   정답 ①

❶ [O] 질산은은 자극성이 없어 눈의 결막에 사용가능하다.
  ⇨ 질산은은 자극성이 없어 눈의 결막에 사용가능하다. 특히 0.1% 질산은 용액은 신생아 농루안의 예방 및 치료에 사용한다.
② [×] 피부에 상처 발생 시 포자균까지 살균할 수 있는 과산화수소를 사용한다.
  ⇨ 과산화수소는 포자균까지 살균할 수 없다.
③ [×] 수영장 물 소독을 위해 강한 살균력이 있는 생석회를 사용한다.
  ⇨ 수영장 물 소독을 위해 표백분을 사용한다.
④ [×] 환자 퇴원 시 바이러스 소독효과가 강한 크레졸로 침상 소독을 실시한다.
  ⇨ 환자 퇴원 시 바이러스 소독효과가 적으나, 세균 소독에는 효과가 큰 크레졸을 침상 소독으로 사용한다.

| **17** | 대기질 | 정답 ① |

❶ [O] 아황산가스: 0.05ppm 이하
  ⇨ 아황산가스의 연간 평균치 0.02ppm 이하를 유지해야 한다.
② [×] 이산화질소: 0.03ppm 이하
  ⇨ 이산화질소는 연간 0.03ppm 이하를 유지해야 한다.
③ [×] 미세먼지(PM-10): 50ug/㎥ 이하
  ⇨ 미세먼지(PM-10)는 연간 50ug/㎥ 이하를 유지해야 한다.
④ [×] 벤젠: 5ug/㎥ 이하
  ⇨ 벤젠은 연간 5ug/㎥ 이하를 유지해야 한다.

| **18** | 산업재해 보상급여 | 정답 ② |

ㄱ. [O] 요양급여
ㄴ. [O] 휴업급여
ㄷ. [O] 간병급여
ㄹ. [×] 시설급여
  ⇨ 산업재해 보상급여에 대한 내용으로 옳은 것은 ㄱ, ㄴ, ㄷ이다.

> 「산업재해보상보험법」 제36조【보험급여의 종류와 산정 기준 등】요양급여, 휴업급여, 장해급여, 간병급여, 유족급여, 상병(傷病)보상연금, 장례비, 직업재활급여

| **19** | 노인장기요양등급 | 정답 ③ |

❸ [O] 일상생활에서 부분적으로 다른 사람의 도움이 필요한 상태
  ⇨ 3등급의 설명으로 일상생활에서 부분적으로 다른 사람의 도움이 필요한 상태를 의미한다.

📄 노인장기요양등급

등급	심신의 기능상태	장기요양 인정점수
1등급	일상생활에서 전적으로 다른 사람의 도움이 필요한 상태	95점 이상
2등급	일상생활에서 상당 부분 다른 사람의 도움이 필요한 상태	75~95점 미만
3등급	일상생활에서 부분적으로 다른 사람의 도움이 필요한 상태	60~75점 미만
4등급	심신의 기능상태 장애로 일상생활에서 일정 부분 다른 사람의 도움이 필요한 상태	51~60점 미만
5등급	치매(「노인장기요양보험법 시행령」 제2조에 따른 노인성 질병으로 한정한다) 환자	45~51점 미만
인지지원등급	치매(「노인장기요양보험법 시행령」 제2조의 따른 노인성 질병에 한정한다) 환자	45점 미만

| **20** | 작업환경관리의 원칙 | 정답 ② |

① [×] 대치
  ⇨ 대치는 유해화학물질을 덜 유해한 물질 또는 유해하지 않는 물질로 변경하거나, 공정과 시설을 변경하는 것이다.
❷ [O] 격리
  ⇨ 강력한 콘크리트로 방호벽을 쌓고, 기계 작동을 원격으로 조정 또는 자동화하고 현장 감시는 카메라 혹은 거울이나 전망경을 사용하는 것은 위험시설 격리에 해당된다.
③ [×] 환기
  ⇨ 환기는 실내의 공기정화 또는 온열환경 조건의 개선 등을 위해 거주자가 의도적으로 실내외의 공기를 교환하는 것이다.
④ [×] 교육
  ⇨ 산업재해예방을 위해 지속적인 교육이 필요하다.

p. 24

▶ 정답

01	④	I	06	②	VII	11	④	VIII	16	②	II
02	④	II	07	②	VII	12	④	IV	17	①	IV
03	④	IV	08	④	IV	13	①	III	18	①	I
04	①	II	09	③	VIII	14	①	IV	19	③	IV
05	②	IV	10	①	III	15	③	II	20	③	VI

▶ 취약 단원 분석표

단원	맞힌 답의 개수
I	/ 2
II	/ 4
III	/ 2
IV	/ 7
V	/ 0
VI	/ 1
VII	/ 2
VIII	/ 2
TOTAL	/ 20

I 공중보건학 / II 역학과 질병관리 / III 보건통계 / IV 환경보건 / V 식품위생과 영양 / VI 보건행정과 보건의료체계 관리 / VII 분야별 보건관리 / VIII 생애주기별 보건관리

---

01 공중보건 정답 ④

① [X] 공중보건의 대상은 개인이나 가족이다.
⇨ 공중보건의 대상은 개인 및 가족이 아닌 지역사회 전체의 주민이다.
② [X] 지역사회의 공중보건은 치료 중심이다.
⇨ 지역사회의 공중보건은 치료 중심보다는 예방 중심이다.
③ [X] 지역사회의 임상적 진단을 중요시한다.
⇨ 지역사회의 임상적 진단보다는 예방적 측면을 강조하였다.
❹ [O] 공중보건의 목적은 질병예방, 수명연장, 신체적 정신적 효율의 증진이다.
⇨ 공중보건의 주요 목표는 질병을 예방하고 생활환경(공기·수도·주택 등)을 위생적으로 하여 수명을 연장하는 것, 그 외에도 정신적·신체적 능률 향상을 도모하는 데 있다.

02 결핵집단검진 정답 ④

❹ [O] PPD 반응검사
⇨ PPD 반응검사가 어린이 결핵집단검진에서 가장 먼저 실시되어야 한다.

📄 폐결핵집단검진

어린이	투베르쿨린 검사(PPD test) → X-ray 직접촬영 → 객담(배양) 검사
성인	X-ray 간접촬영 → X-ray 직접촬영 → 객담(배양)검사

03 하수도 처리 정답 ④

① [X] 시설비가 많이 든다.
⇨ 분류식 구조가 시설비가 많이 든다.
② [X] 자연청소가 어렵다.
⇨ 분류식 구조가 자연청소가 어렵다.
③ [X] 수리·검사가 어렵다.
⇨ 분류식 구조가 수리·검사가 어렵다.
❹ [O] 악취발생과 범람의 우려가 있다.
⇨ 합류식 구조는 건조한 날이 계속되면 악취가 나고 세균번식의 가능성이 높다. 빗물이 많게 되면 하수처리능력보다 하수량이 많아 불완전처리를 하거나 방류시키게 된다.

04 위생해충과 매개질환 정답 ①

❶ [X] 파리: 일본뇌염
⇨ 모기: 일본뇌염, 말라리아, 사상충증, 황열, 뎅기열, 지카바이러스감염증, 웨스트나일열, 치쿤구니야열
② [O] 벼룩: 페스트
⇨ 벼룩: 페스트, 발진열
③ [O] 이: 재귀열
⇨ 이: 발진티푸스, 재귀열(louse-borne relapsing fever), 참호열
④ [O] 모기: 사상충증
⇨ 모기: 일본뇌염, 말라리아, 사상충증, 황열, 뎅기열, 지카바이러스감염증, 웨스트나일열, 치쿤구니야열

05 잠함병 정답 ②

① [×] 혈중 내에 산소의 증가
⇨ 혈중 내에 산소가 아니라 질소의 증가이다.
❷ [○] 체액 및 지방조직에 질소기포의 형성
⇨ 체액 및 지방조직에 질소기포의 형성되어 무혈관성 골괴사가 발생한다.
③ [×] 체액 및 혈중에 이산화탄소의 증가
⇨ 체액 및 혈중에 이산화탄소가 아니라 질소의 증가이다.
④ [×] 신경과 혈관에 산소 및 이산화탄소의 감소
⇨ 신경과 혈관에 산소 및 이산화탄소 감소가 아니라 질소의 증가이다.

06 열사병의 원인 정답 ②

① [×] 고열에 의한 만성 체력 소모
⇨ 고열에 의한 만성 체력 소모는 열쇠약의 원인이다.
❷ [○] 지나친 발한에 의한 탈수와 염분 소실
⇨ 지나친 발한에 의한 탈수와 염분 소실은 열경련의 원인이다.
③ [×] 말초혈관 운동신경의 장애와 심박출량의 부족으로 인한 순환부전
⇨ 말초혈관 운동신경의 장애와 심박출량의 부족으로 인한 순환부전은 열피로의 원인이다.
④ [×] 태양 직사광선으로 뇌의 온도 상승에 따른 체온중추기능의 장애
⇨ 태양 직사광선으로 뇌의 온도 상승에 따른 체온중추기능의 장애는 열사병의 원인이다.

07 직업병 정답 ②

① [○] 20년 동안 방직공장에 다녀 소음성 난청이 발생한 근로자
⇨ 방직공장 제직 업무를 수행하여 큰 소음에 장기간 노출로 인하여 소음성 난청이 발생한 근로자의 산업재해 인정을 승인하였다.
❷ [×] 30년간 어부업을 하여 잠함병 발생
⇨ 어부업에 종사한 근로자는 배 위에서 고기를 잡는 일을 하므로, 잠수로 작업을 하는 직업군과 차이가 있어 잠함병 발생이 나타난다고 볼 수는 없다.
③ [○] 공장에서 보호구 미착용으로 용접하다 백내장 발생
⇨ 공장에서 보호구 미착용으로 용접하다 발생한 자외선에 노출된 근로자는 업무관련성 백내장을 진단받을 수 있다.
④ [○] 장시간 착암기 사용으로 레이노이드 증후군을 진단받음
⇨ 장시간 착암기 사용으로 국소진동을 일으켜 레이노이드 증후군을 진단받을 수 있다.

08 일산화탄소 중독 정답 ④

① [×] 50~60%
⇨ 가사, 호흡 및 맥박증진, 혼수, 경련
② [×] 60~70%
⇨ 혼수, 경련, 심장박동 및 호흡의 미약
③ [×] 70~80%
⇨ 맥박이 약하고 호흡이 느리며, 호흡정지 및 사망
❹ [○] 80% 이상
⇨ 80% 이상은 즉사

09 영아사망률과 모성사망비 정답 ③

보건의료체계 구성요인은 5가지이며 보건의료자원의 개발, 자원의 조직적 배치, 보건의료서비스의 전달, 재정적 지원, 정책 및 관리이다.
① [×] 공공재원
⇨ 재정적 지원
② [×] 비정부기관
⇨ 자원의 조직적 배치
❸ [○] 보건의료인력
⇨ 보건의료자원의 개발
④ [×] 의사결정
⇨ 정책 및 관리

10 검정방법 정답 ①

❶ [○] 교차분석
⇨ 성별은 남자와 여자로 나뉘는 명목척도이고, 흡연 유무는 흡연을 한다, 안 한다로 나뉘는 숫자 계산이 없는 변수이기 때문에 성별과 흡연유무의 차이는 교차분석으로 분석한다.
② [×] 독립T검정
⇨ 두 그룹의 평균의 차이를 검정하는 것이 독립T검정이다.
③ [×] 분산분석
⇨ 분산분석은 세 군 이상의 평균을 동시에 비교하기 위해 사용하는 통계분석방법이다.
④ [×] 상관분석
⇨ 상관분석은 하나 또는 그 이상의 변수들의 관련성 정도를 검증하기 위한 분석이다

11 신맬서스주의의 인구규제방법 정답 ④

① [×] 도덕적 억제
⇨ 맬서스주의의 인구규제방법이다.
② [×] 성순결
⇨ 맬서스주의의 인구규제방법이다.
③ [×] 만혼장려
⇨ 맬서스주의의 인구규제방법이다.
❹ [○] 피임과 낙태
⇨ 신맬서스주의의 인구규제방법이다.

12 소독제   정답 ④

① [×] 알코올
  ⇨ 알코올은 피부 및 기구소독에 사용하고, 눈·구강·비강 등의 점막에는 사용하지 않는 것이 좋다.
② [×] 생석회유
  ⇨ 생석회유는 습기가 있는 분변 등 인축의 배설물, 하수, 오수, 오물 및 토사물의 소독에 적당하다.
③ [×] 과산화수소
  ⇨ 과산화수소는 자극성이 적어 화농성 창상, 구내염, 인두염이나 구강세척제로 광범위하게 이용한다.
❹ [○] 염화제 2수은
  ⇨ 염화제 2수은은 살균력은 좋으나 금속을 부식시키며 인체의 피부점막에 자극을 주며 인체에 축적되어 수은 중독이 발생한다.

13 결핵유병률   정답 ①

❶ [○] 결핵유병률
  ⇨ 결핵유병률은 특정 기간 중 한 개인이 질병에 걸려 있을 확률의 추정치를 제공한다.
② [×] 결핵발생률
  ⇨ 결핵발생률은 질병 발생 위험성이 있는 집단에서 특정 기간 동안 발생한 새로운 질병의 사례 수를 말한다.
③ [×] 결핵발병률
  ⇨ 결핵발병률은 특정 질환이 전체 이환기간 중 집단 내에 새로이 발병한 총수를 비율로 표시한 것을 말한다.
④ [×] 결핵병원력
  ⇨ 결핵병원력은 결핵균이 숙주에 현성감염을 일으키는 능력을 의미한다.

14 온도계   정답 ①

❶ [○] 흑구온도계
  ⇨ 흑구온도계는 복사열을 측정한다.
② [×] 수은온도계
  ⇨ 수은온도계는 사람의 체온을 측정할 때 사용한다.
③ [×] 풍차온도계
  ⇨ 풍차온도계는 실외기류 측정기구이다.
④ [×] 카타온도계
  ⇨ 기류의 측정에는 실내기류에는 힐(Hill, 1916)이 고안한 카타온도계(Kata thermometer)를 사용한다.

15 제3급 감염병   정답 ③

① [×] 결핵 발생 1일차 근로자
  ⇨ 결핵 발생 1일차 근로자는 다른 사람에게 전염력이 있기 때문에 격리가 필요하다.
② [×] 콜레라 진단 2일차 회사원
  ⇨ 콜레라 진단 2일차 회사원은 균 배출 기간이 회복 후 2~3일 정도이나, 잠복기를 예상하여 격리시킨다.
❸ [○] 일본뇌염에 물린 노인
  ⇨ 일본뇌염에 물리면 사람끼리는 옮기지 않기 때문에 환자를 격리할 필요는 없다.
④ [×] 코로나19 감염된 지 3일된 학생
  ⇨ 코로나19 감염된 지 3일된 학생은 7일간 자가격리를 해야 한다.

16 보균자의 관리   정답 ②

① [×] 증상이 심각하기 때문이다.
  ⇨ 증상은 현성 감염환자가 보균자보다 더 심각하다.
❷ [○] 발견하기 어렵기 때문이다.
  ⇨ 보균자는 증상이 나타나지 않는 경우가 많아 발견하기 어렵기 때문에 보균자 관리가 더 중요하다.
③ [×] 관리가 가장 쉽기 때문이다.
  ⇨ 증상이 없어서 관리하기가 가장 어렵다.
④ [×] 전파의 기회가 많기 때문이다.
  ⇨ 증상이 나타지 않고 본인도 인지하는 경우가 드물기 때문에 다른 사람에게 전파의 기회가 많아 보균자 관리가 중요하다.

17 일산화탄소의 발생   정답 ①

❶ [○] 연탄이 불완전하며 타기 시작할 때
  ⇨ 일산화탄소가 가장 많이 발생하는 시점은 연탄이 불완전하며 타기 시작할 때이다.

18 조선의 왕실 의료 담당 부서   정답 ①

❶ [○] 내의원
  ⇨ 내의원은 왕실 의료를 담당했다.
② [×] 전의감
  ⇨ 전의감은 조선시대 중앙의료행정기관이다.
③ [×] 상약국
  ⇨ 상약국은 고려시대 어약을 맡은 관서이다.
④ [×] 태의감
  ⇨ 태의감은 의료행정을 담당하는 관서이다.

19	링겔만 비탁표	정답 ③

① [×] 20%
   ⇨ 매연농도 20%는 1도이다.
② [×] 30%
   ⇨ 매연농도 30%의 기준은 없다.
❸ [○] 40%
   ⇨ 매연농도 40%는 2도이다.
④ [×] 50%
   ⇨ 매연농도 50%의 기준은 없다.

20	사회보험과 사보험	정답 ③

① [○] 강제가입의 원칙으로 한다.
   ⇨ 강제가입의 원칙으로 한다.
② [○] 보험가입을 하지 않으면 서비스를 받을 수 없다.
   ⇨ 보험가입을 하지 않으면 서비스를 받을 수 없다.
❸ [×] 차등급여를 받는다.
   ⇨ 사보험의 특징이다. 보험료를 많이 낼수록 많은 혜택이 있다는
      의미이다.
④ [○] 집단보험이다.
   ⇨ 사회보험은 모든 국민이 가입해야 하는 강제보험으로 집단보
      험이고 사보험은 개인이 자유롭게 가입하도록 하여 개별보험
      이다.

p. 28

◎ 정답

01	④	I	06	②	II	11	③	II	16	②	IV
02	③	II	07	②	II	12	③	II	17	①	IV
03	②	II	08	①	II	13	③	VIII	18	④	IV
04	②	III	09	①	II	14	①	VIII	19	④	V
05	①	II	10	④	VII	15	②	IV	20	①	VII

◎ 취약 단원 분석표

단원	맞힌 답의 개수
I	/ 1
II	/ 9
III	/ 1
IV	/ 4
V	/ 1
VI	/ 0
VII	/ 2
VIII	/ 2
TOTAL	/ 20

I 공중보건학 / II 역학과 질병관리 / III 보건통계 / IV 환경보건 / V 식품위생과 영양 / VI 보건행정과 보건의료체계 관리 / VII 분야별 보건관리 / VIII 생애주기별 보건관리

01　채드윅의 업적　　　정답 ④

① [O] 위생개혁의 선구자이다.
　⇨ 채드윅의 업적으로 옳다.
② [O] 열병보고서를 정부에 보고하였다.
　⇨ 채드윅은 열병보고서(Fever Report)에 이어 영국노동자의 질병상태보고서(1842)를 정부에 보고하였고, 이 두 보고서는 영국에서 최초의 공중보건법이 제정되는 계기가 되었다.
③ [O] 세계 최초의 공중보건법 제정에 이바지하였다.
　⇨ 채드윅의 업적으로 옳다.
❹ [X] 노동자들의 건강과 사회복지를 향상시키고자 한 의학자이다.
　⇨ 직업병 연구와 노동자 보호의 선구자인 라마치니는 노동자들의 건강과 사회복지를 향상시키고자 한 의학자이다.

02　역학적 건강의 변천단계　　　정답 ③

① [X] 범유행 감축의 시대
　⇨ 범유행 감축의 시대에는 전염병이 감소하고 퇴행성 질환이 증가하였다.
② [X] 만성 퇴행성 질환 시대
　⇨ 만성 퇴행성 질환 시대에는 경제 발전과 함께 영양결핍보다 영양과잉이 오히려 문제로 심화되었다.
❸ [O] 지연된 퇴행성 질환의 시대
　⇨ 지연된 퇴행성 질환의 시대는 보건의료발전으로 만성 퇴행성 질환에 의한 고령층의 사망률이 급격하게 감소하면서 평균수명이 80세 내외가 되는 시기이다. HP2030에서는 건강수명 73.3세를 목표로 설정하였다.
④ [X] 신종 감염 및 재출현의 시대
　⇨ 신종 감염 및 재출현의 시대는 신종 감염병과 재출현 감염병, 기생충병에 대한 대비와 대응을 중시해야 하는 시기이다.

03　타당도와 신뢰도　　　정답 ②

① [O] 타당도는 얼마나 정확하게 측정하였는지의 정도를 의미한다.
　⇨ 타당도는 어떤 측정치 또는 측정방법이 평가하고자 하는 내용을 얼마나 정확히 측정하였는지의 정도를 말한다.
❷ [X] 타당도 측정방법에는 민감도, 특이도, 신뢰도가 있다.
　⇨ 타당도 측정방법에는 민감도, 특이도, 예측도가 있다.
③ [O] 신뢰도를 높이기 위하여 관측자의 숙련도를 높이는 방법이 있다.
　⇨ 신뢰도를 높이기 위하여 동일인이 동일 대상을 여러 번 반복하여 측정했을 때, 동일치를 얻어 내고자 관측자의 숙련도를 높이는 방법이 있다.
④ [O] 신뢰도의 측정방법에는 일치도, 일치율, 카파통계량 및 상관계수가 있다.
　⇨ 신뢰도 측정의 정밀성을 높이기 위한 방법으로 일치도, 일치율, 카파통계량 및 상관계수가 있다.

04　바이어스　　　정답 ②

① [X] 선택적 바이어스
　⇨ 선택적 바이어스는 집단검진 프로그램에 자발적으로 참여하는 사람들은 그렇지 아니한 사람들과 다른 집단일 수 있기 때문에 나타나는 바이어스이다.
❷ [O] 정보 바이어스
　⇨ 정보 바이어스는 비교하고자 하는 집단 간의 측정오류의 정도가 서로 다를 때 초래되는 바이어스이다.
③ [X] 교란 바이어스
　⇨ 교란 바이어스는 보고자 하는 질병과 관련되어 있으면서 그 질병의 원인변수와도 연관되어 있어 질병과 특정 원인과의 연관성을 왜곡시키는 변수를 말한다.
④ [X] 시간 바이어스
　⇨ 시간 바이어스는 시간적 흐름에 따라 요인을 측정하거나 질병을 진단하고자 할 때에 개인적 요인이 변화되거나 진단의 기준 자체가 변화됨으로 인해 요인 - 결과 간 관련성에 발생하는 바이어스이다.

05 교차비   정답 ①

❶ [O] 100/900*100

📄 교차비의 산정

1. 민감도(감수성): 확진된 검사방법을 가진 질병에 걸린 환자를 환자로 확인할 수 있는 능력
2. 특이도: 질병에 걸리지 않은 사람을 환자가 아닌 것으로 확인할 수 있는 능력
3. 예측도: 검사결과 양성인 사람들 중 질병자수 또는 검사결과 음성인 사람들 중 건강한 사람의 수의 비율
• 양성예측도: 질병에 대해 양성으로 판정받은 사람 중 실제 양성으로 판정될 확률
• 음성예측도: 질병에 대해 음성으로 판정받은 사람 중 실제 음성으로 판정될 확률

06 비교위험도   정답 ②

① [O] 원인에 노출되지 않은 집단의 질병발생률에 비해 원인에 노출된 집단의 질병발생률이 몇 배인지를 측정하는 것이다.
  ⇨ 위험요인에 노출된 사람이 질병에 걸릴 위험도가 위험요인에 노출되지 않은 사람이 질병에 걸릴 위험도보다 몇 배나 되는지 조사하는 것이 비교위험도이다.
❷ [X] RR>1의 의미는 위험요인에 대한 노출이 질병발생 원인일 가능성이 낮다는 것이다.
  ⇨ RR>1의 의미는 위험요인에 대한 노출이 질병발생 원인일 가능성이 높다는 것이다.
③ [O] 코호트 연구에 적용이 가능하다.
  ⇨ 비교위험도는 코호트 연구에 많이 사용된다.
④ [O] 질병발생이 매우 드문 경우는 상대위험도와 교차비를 거의 비슷한 값을 나타낸다.
  ⇨ 비교위험도에 대해 옳은 설명이다.

07 유행조사: 기술역학적 분석   정답 ②

① [O] 유행곡선의 작성
❷ [X] 유행원인에 대한 가설 설정
  ⇨ 유행 원인에 대한 가설 설정은 유행질환의 기술역학적 분석 다음으로 실시하는 것으로 기술역학적 연구를 토대로 가능성이 높은 병원체, 병원소, 감염원, 전파 양식 등에 대한 가설을 세운다.
③ [O] 유행규모 파악
④ [O] 잠복기 분포를 이용하여 병원체 종류 추정

📄 유행질환의 기술역학적 분석

1. 유행의 시간적 특성에 대한 기술: 유행곡선의 작성
• 해당 질병의 잠복기 분포, 최단 잠복기와 평균 잠복기, 최장 잠복기 확인
• 잠복기 분포를 이용하여 병원체 종류 추정
• 잠복기 본포를 이용하여 공동노출일이 언제인지 추산
• 전파 양식 추정(공동매개 전파, 사람간 전파 등)
• 단일 노출인지 다중 노출인지 파악
• 2차나 3차 유행 여부 확인
• 유행규모 파악
• 향후 유행의 진행 여부와 규모 예측
2. 유행의 공간적 특성에 대한 기술: 점지도
3. 유행의 인적 특성에 따른 기술: 성별, 연령별, 사회경제상태별, 직업별 발생률을 비교하는 것

08 감염병의 관리를 위한 숙주관리   정답 ①

❶ [X] 병원체와 병원소를 관리한다.
  ⇨ 병원체의 생존과 증식에 필요한 병원소 제거를 위해 병원체와 병원소를 관리한다.
② [O] 예방접종을 한다.
  ⇨ 숙주의 관리를 위한 소극적인 방법으로 예방접종을 하는 것이 있다.
③ [O] 운동과 영양관리를 한다.
  ⇨ 숙주의 면역관리를 위하여 적극적인 방법으로 운동과 영양관리를 한다.
④ [O] 환자를 조기 발견 및 조기 치료한다.
  ⇨ 숙주를 관리하기 위하여 환자 조기 발견 및 조기 치료한다.

09 병원체 종류   정답 ①

홍역, 수두, 풍진은 바이러스이다.
❶ [O] 장티푸스
  ⇨ 장티푸스는 세균이다.

📄 병원체 종류

세균 (박테리아)	• 육안으로 관찰할 수 없는 하등한 미생물 • 장티푸스, 파라티푸스, 디프 테리아, 백일해, 성홍열, 성병, 결핵, 폐렴, 콜레라 등의 질병 유발
바이러스	• 병원체 중 가장 작은 미생물, 광학현미경으로 관찰 불가능하며 전자현미경으로만 볼 수 있다. • 핵산과 단백질만을 갖고 살아있는 숙주에 의존하여 살아가며 세균여과막을 통과하는 여과성 병원체 • 홍역, 유행성 이하선염, 두창, 수두, 풍진, 폴리오, 유행성 간염, 광견병, B형 간염, C형 간염, 황열, 에이즈. 일본뇌염 등의 질병 유발

10 석면폐증 정답 ④

① [X] 유리규산의 분진으로 발생
⇨ 규폐증은 유리규산의 분진을 흡입하여 폐에 만성 섬유증식을 일으키는 질환이다.
② [X] 폐 조직의 만성 섬유증식화
⇨ 규산분진을 섭취하여 변성된 결합조직섬유가 증식함으로써 전형적인 규폐결절(육아결절)이 형성된다.
③ [X] 말기에 폐결핵 발생
⇨ 규폐 말기에는 결핵을 합병하는 규폐성 폐결핵이 발생한다.
❹ [O] 내화물질 등에 발암성 물질이 포함되어 폐암을 유발
⇨ 내화 직물, 절연체, 소화용제 등에 쓰이는 석면을 취급하는 근로자에게 발생하는 질환으로 발암물질이 포함되어 폐암을 유발한다.

11 디프테리아 진단 검사 방법 정답 ③

① [X] Widal test
⇨ Widal test는 장티푸스의 진단 검사 방법이다.
② [X] Dick test
⇨ Dick test는 성홍열의 진단 검사 방법이다.
❸ [O] Schick test
⇨ Schick test는 디프테리아의 진단 검사 방법이다.
④ [X] Mantoux test
⇨ Mantoux test는 결핵의 진단 검사 방법이다.

12 만성질환의 역학적 특성 정답 ③

① [O] 3개월 이상 지속적으로 진행된다.
⇨ 만성 질환은 3개월 또는 6개월 이상 지속적으로 진행된다.
② [O] 증상의 악화와 호전을 반복하여 결국에는 나쁜 방향으로 진행된다.
⇨ 만성 질환은 증상의 악화와 호전을 반복하여 결국에는 나쁜 방향으로 진행된다.
❸ [X] 원인 규명이 확실하다.
⇨ 원인 규명이 확실한 것은 급성 질환이고, 만성 질환은 불확실하다.
④ [O] 유병률이 발생률보다 높다.
⇨ 만성 질환은 유병률이 발생률보다 높다.

13 우리나라 7대 암 검진 권고안 정답 ③

❸ [X] 폐암은 흡연유무에 관계없이 54-74세 대상으로 실시한다.
⇨ 폐암은 만 54~74세 국민 중 30년 이상 흡연력을 가진 '폐암 발생 고위험군'을 대상으로 2년마다 폐암 검진을 받는다.

📄 **7대 암 검진 권고안**

※ 출처: 질병관리청 국가건강정보포털사이트
1. 우리나라 사람들에게서 흔히 발생하고, 검진을 고려할 만한 7대 암에 대한 권고안입니다. 7대 암 검진 권고안은 국가암 검진 대상 5대 암(위암, 대장암, 간암, 유방암, 자궁경부암)에 대한 권고안을 개정하고, 사망률이 가장 높은 암종인 폐암과, 발생률이 가장 높은 갑상선암에 대한 검진 권고안을 추가하여 개발한 것입니다. 7대암 검진 권고안은 국립암센터 주관으로 여러 관련 학회들의 전문가들과 함께 검진 효과와 위험에 대한 체계적인 근거평가 연구를 통해 개발되었습니다.
2. 여성에서 자궁경부암은 20세부터, 위암과 유방암은 40세부터, 대장암은 45세부터 시행하도록 권고하였고, 간암 검진은 B형, C형 간염바이러스 보유자나 간경화가 있는 고위험군에 권고되었습니다. 폐암은 55~74세 30갑년(갑년=하루 평균 담배소비량(갑) X 흡연기간(년)) 이상의 흡연력이 있는 고위험군에게 저선량 흉부 컴퓨터단층촬영으로 검진을 받도록 권고되었습니다. 우리나라에서 발생률이 급격히 증가한 갑상선암의 경우 검진의 효과와 위험에 대한 근거가 불충분하여 일상적인 검진으로는 권고되지 않았습니다.
3. 7대 암 검진 권고안은 의료인과 일반 국민에게 암 검진에 대한 근거를 바탕으로 보다 체계적이고 효과적인 검진을 받을 수 있도록 한 것입니다.

14 당뇨병진단 예방을 위한 1차 예방 정답 ①

❶ [O] 당뇨병의 위험인자인 과체중, 운동부족을 체계적으로 관리한다.
⇨ 당뇨병의 위험인자인 과체중, 운동부족 등을 체계적으로 관리하여 합병증이 발생하지 않도록 하는 것은 1차 예방이다.
② [X] 내당능장애, 당화혈색소를 측정하여 당뇨병 발생 조기검진을 실시한다.
⇨ 내당능장애, 당화혈색소를 측정하여 당뇨병 발생 조기검진을 실시하는 것은 2차 예방이다.
③ [X] 당뇨병 합병증을 예방하기 위하여 혈당을 모니터링한다.
⇨ 당뇨병 합병증을 예방하기 위하여 혈당을 모니터링하는 것은 3차 예방이다.
④ [X] 당뇨관리 프로그램에 참여하여 해부학적 손상을 예방한다.
⇨ 당뇨관리 프로그램에 참여하여 해부학적 손상을 예방하는 것은 2차 예방이다.

15 기후형태 정답 ②

① [O] 대륙성 기후는 일교차가 크고, 여름에는 온도가 높다.
⇨ 대륙성 기후는 일교차가 크고, 여름에는 온도가 높고, 겨울은 맑은 날이 많다.
❷ [X] 해양성 기후는 기온변화가 육지보다 크고 급격하며, 자외선량과 오존량이 많다.
⇨ 해양성 기후는 고습다우성이다. 또한, 기온변화가 육지보다 작고 완만하며, 자외선량과 오존량이 많다.
③ [O] 산악기후는 자외선량과 오존량이 많다.
⇨ 산악기후는 풍량이 많고, 자외선량과 오존량이 많다.
④ [O] 산림기후는 일교차가 적고, 습도는 비교적 높다.
⇨ 산림기후는 온화하고 온도차가 적고, 습도는 비교적 높다.

16　환경보건을 위한 국제협약　정답 ②

① [×] 교토 의정서
　⇨ 교토 의정서를 인준한 국가는 여섯 종류의 온실가스의 배출을 감축하며 배출량을 줄이지 않는 국가에 대해서는 비관세 장벽을 적용하게 된다.
❷ [○] 몬트리올 의정서
　⇨ 몬트리올 의정서는 오존층 파괴물질의 규제에 관한 국제협약으로 염화불화탄소(CFCs)와 할론을 규제하는 것이다.
③ [×] 비엔나 협약
　⇨ 비엔나 협약은 오존층을 변화시키거나 변화시킬 수 있는 인간활동 때문에 초래되거나 초래될 수 있는 역효과로부터 인간의 건강과 환경을 보호하기 위하여 적절한 조치를 취하기 위함이다.
④ [×] 리우 UN환경개발회의
　⇨ 리우 UN환경개발회의는 1972년 스웨덴 스톡홀름에서 개최된 UN인간환경회의의 영향을 받아 재확인을 한 선언이다.

17　교토 의정서에 따른 온실가스　정답 ①

❶ [×] 탄화수소
　⇨ 교토 의정서에 따른 감축대상가스는 이산화탄소, 메테인, 아산화질소, 과플루오린화탄소, 수소불화탄소, 육불화황이다. 탄화수소는 대상이 아니다.

18　오염된 수질　정답 ④

① [×] 과망간산칼륨 소비량이 높아진다.
　⇨ 산화의 정도에 따라 과망간산칼륨이 소비되므로 그 소비량에 따라 수중의 유기물을 간접적으로 추정한다. 과망간산칼륨 소비량이 높아지는 것은 수질이 오염된 것이다.
② [×] 부유물질이 많다.
　⇨ 수중의 부유물질이 유기물질인 경우는 용존산소를 소모시키며, 많은 경우는 어류의 아가미에 부착되어 폐사를 시키고 빛의 수중 전달을 방해하거나 수중 식물의 광합성에 장해를 일으킨다.
③ [×] 암모니아성 질소가 오염 초반에 많이 검출된다.
　⇨ 암모니아성 질소의 검출은 유기물질에 오염된지 얼마 되지 않았음을 의미한다.
❹ [○] 용존산소량이 많아진다.
　⇨ 깨끗한 물은 용존산소량이 높고, 오염된 물은 용존산소량이 낮다.

19　무기질　정답 ④

❹ [○] 골격과 에너지 대사에 관여한다.
　⇨ 인은 골격과 에너지 대사에 관여하고 뼈와 뇌신경의 주성분이 되는데, 부족하면 뼈 및 신경작용의 장애가 오고 질병에 대한 저항력이 약화될 수 있다.

20　시범　정답 ①

❶ [○] 주의집중, 동기유발이 용이하다.
　⇨ 실제 장면을 보여주며 지도하고 현실적으로 실천을 가능하게 하는 효과적인 교육방법인 시범은 주의집중, 동기유발에 용이하다.
② [×] 많은 대상자들에게 교육할 수 있다.
　⇨ 시범으로는 많은 대상자들에게 교육할 수 없고, 소수를 대상으로 하는 교육이 가능하다.
③ [×] 교육준비시간이 짧다.
　⇨ 시범을 위한 교육준비시간은 많이 걸린다.
④ [×] 전문가들이 심도 있는 의견을 나눌 수 있다.
　⇨ 전문가들이 심도 있는 의견을 나눌 수 있는 것은 심포지엄이다.

정답
p. 32

01	④	I	06	④	II	11	②	VIII	16	③	I
02	④	VI	07	②	I	12	②	VIII	17	②	VII
03	③	VI	08	①	IV	13	②	VI	18	①	V
04	③	II	09	④	IV	14	①	II	19	③	VII
05	②	VII	10	④	IV	15	④	II	20	②	I

취약 단원 분석표

단원	맞힌 답의 개수
I	/ 4
II	/ 4
III	/ 0
IV	/ 3
V	/ 1
VI	/ 3
VII	/ 3
VIII	/ 2
TOTAL	/ 20

I 공중보건학 / II 역학과 질병관리 / III 보건통계 / IV 환경보건 / V 식품위생과 영양 / VI 보건행정과 보건의료체계 관리 / VII 분야별 보건관리 / VIII 생애주기별 보건관리

---

01 우리나라의 주요 보건사업 정답 ④

① [X] 치매 국가 책임제
⇨ 치매 국가 책임제(2017)
② [X] 전국민의료보험 실시
⇨ 전국민의료보험 실시(1989)
③ [X] 지역보건법 명칭 개정 및 시행
⇨ 지역보건법 명칭 개정 및 시행(1995)
❹ [O] 지역사회 통합건강증진사업
⇨ 지역사회 통합건강증진사업(2013)

02 포괄수가제의 단점 정답 ④

① [X] 병원 대기시간이 길어진다.
⇨ 병원 대기시간이 길어지는 것은 인두제이다.
② [X] 보험계약체결에 어려움이 있다.
⇨ 보험계약체결에 어려움이 있는 것은 총액계약제의 단점이다.
③ [X] 과잉진료를 하거나 지나친 신기술을 도입한다.
⇨ 과잉진료를 하거나 지나친 신기술을 도입하는 것은 행위별 수가제이다.
❹ [O] 질병명 조작으로 부당청구가 증가한다.
⇨ 질병명 조작으로 부당청구가 증가하는 것은 포괄수가제이다.

03 산업보험의 특징 정답 ③

❸ [X] 실업급여, 고용안정 및 직업능력
⇨ 실업급여, 고용안정 및 직업능력을 개발하도록 도와주는 보험은 고용보험이다.

04 백신 정답 ③

❸ [O] 일본뇌염, 결핵, 홍역
⇨ 일본뇌염, 결핵, 홍역이 생균백신의 예이다.

📄 백신

약독화 생백신	병을 일으키지 못하도록 세균과 바이러스에 변화를 주어 개발된 백신(예 두창, 탄저, 광견병, 결핵, 황열, 폴리오, 홍역, 풍진, 일본뇌염, 유행성이하선염, 인플루엔자 등)
사균백신	화학 제제로 세균을 죽이거나 바이러스를 불활성화하여 개발된 백신(예 장티푸스, 파라티푸스, 콜레라, 백일해, 일본뇌염, 페스트, 폴리오, B형 간염 등)
톡소이드	무해하게 처리된 세균독소(예 디프테리아, 파상풍 등)

05 법적 건강진단의 종류 정답 ②

① [X] 일반건강진단
⇨ 일반건강진단은 상시 근로자의 건강관리를 위하여 사업주가 주기적으로 질병의 조기발견, 적절한 사후관리, 신속한 치료, 근로자의 건강 유지·보호 등을 목적으로 실시하는 건강진단이다.
❷ [O] 특수건강진단
⇨ 특수건강진단은 특수건강진단 대상 업무 종사자, 법정 유해인자에 노출되는 근로자를 대상으로 사업주가 비용을 부담하여 실시하는 건강진단이다. 야간작업, 소음에 노출, 화학적 인자에 노출 등 대상 작업장에서 근무하는 근로자 대상으로 검사한다.
③ [X] 임시건강진단
⇨ 임시건강진단은 산업재해발생의 원인을 확인하기 위해 지방노동관서 장의 명령으로 사업주가 비용을 부담하여 실시하는 건강진단이다.

④ [×] 수시건강진단
　⇨ 수시건강진단은 사업주가 특수건강진단 대상자 중 직업성 천식, 직업성 피부질환, 직업성 피부염, 기타 건강장해가 의심되는 증상을 보이거나 소견이 있는 근로자를 대상으로 사업주가 비용을 부담하여 특수건강진단의 실시여부와 관계없이 필요할 때마다 실시하는 건강진단이다.

06 잠재감염 정답 ④

① [○] 병원체가 숙주에 증상을 일으키지 않는다.
　⇨ 잠재감염은 병원체가 숙주에 증상을 일으키지 않으면서 숙주 내에 지속적으로 존재하는 상태로 병원체와 숙주가 평형을 이루는 상태이다
② [○] 예시로는 결핵, B형 바이러스 감염, 단순포진 등이 있다.
　⇨ 잠재감염의 예로 결핵, B형 바이러스 간염, 단순포진 등이 있다.
❹ [×] 잠재감염을 일으키는 감염병은 가장 진화가 덜 된 병원체로 증상을 발현시키지 못하여 숙주가 평형상태를 이룰 수 있는 것이다.
　⇨ 잠재감염을 일으키는 감염병은 가장 진화가 잘 된 병원체로 증상을 발현시키지 못하여 숙주가 평형상태를 이룰 수 있는 것이다.

07 1차 보건의료접근 필수요소(4As) 정답 ②

① [×] 접근성
　⇨ 접근성은 개개인이나 가족단위의 모든 주민이 쉽게 이용할 수 있어야 한다는 것이다.
❷ [○] 수용가능성
　⇨ 수용가능성은 지역사회가 쉽게 받아들일 수 있는 방법으로 사업이 제공되어야 한다.
③ [×] 주민참여
　⇨ 주민참여는 지역사회의 적극적인 참여를 통해 이루어져야 한다.
④ [×] 양질의 의료서비스
　⇨ 양질의 의료서비스는 4As의 내용이 아니라 마이어스가 제시한 양질의 의료서비스내용이다. 1차 보건의료접근의 필수요소의 4번째는 지불부담능력(Affordable)으로, 지역사회구성원의 지불능력에 맞는 보건의료수가로 제공되어야 한다는 것이다.

08 유해광선 정답 ①

❶ [○] 자외선
　⇨ 자외선은 비타민 D를 생성하여 구루병을 예방하고, 피부결핵, 관절염에 치료작용을 한다. 또한 신진대사 및 적혈구의 생성을 촉진하고, 혈압강하작용, 강한 살균작용(260~280nm)을 한다.

② [×] 가시광선
　⇨ 가시광선은 망막 시세포를 자극해서 명암과 색채를 구별하게 하는 작용을 한다.
③ [×] 적외선
　⇨ 적외선은 열선으로 적외선이 인체에 미치는 영향으로는 피부온도의 상승이 있다.
④ [×] X-선
　⇨ X-선은 전자파보다는 에너지가 훨씬 강하고, 투과력도 강하다. X-선은 병원에서 치료목적으로 이용한다.

09 수질오염 정답 ④

❹ [×] 성희: 생물학적 오염도가 높을수록 깨끗한 물이야.
　⇨ 생물학적 오염도가 낮을수록 오염도가 낮아서 깨끗한 물이라고 할 수 있다.

> **📄 수질오염상태의 추정물질**
>
> 1. 유기질소화합물의 분해과정
> 단백질 → 아미노산 → 암모니아성 질소(NH_4^--N) → 질산성 질소($NO^'$-N)→ 질산성 질소(NO_3^--N)의 5단계 분해과정
> 2. 과망간산칼륨($KMnO4$) 소비량
> 수중에 함유된 유기물질에 의해 소비되는 과망간산칼륨의 양으로 오염된 유기물질이 많을수록 과망간산칼륨 소비량이 많아짐

10 온열조건 정답 ④

❹ [×] 기류를 측정하는 도구는 흑구온도계이다.
　⇨ 실내기류 측정에는 힐(Hill, 1916)이 고안한 카타 온도계(Kata thermometer)를 사용한다. 흑구온도계는 복사열을 측정하는 도구이다.

11 인구구조의 유형 정답 ②

① [×] 종형
　⇨ 종형은 출생률과 사망률이 낮은 인구구조이다. 선진국형이라고도 하며, 0~14세 인구가 50세 이상 인구의 2배와 같다.
❷ [○] 항아리형
　⇨ 항아리형은 출생률이 사망률보다 낮아져 인구가 감퇴되는 현상이며, 0~14세 인구가 50세 이상 인구의 2배가 되지 않는다.
③ [×] 별형
　⇨ 별형은 생산연령의 인구비율이 높은 도시형 인구구조이며, 15~49세 인구가 전체 인구의 50%를 차지한다.
④ [×] 호리병형
　⇨ 호리병형은 생산연령 인구유출이 큰 농촌형 인구구조이며, 15~49세 인구가 전체 인구의 50% 미만이다.

12 노인장기요양등급   정답 ②

① [X] 95점 이상
⇨ 95점 이상은 1등급 판정으로 일상생활에서 전적으로 다른 사람의 도움이 필요하다.
❷ [O] 75점 이상
⇨ 75점 이상 95점 미만은 일상생활에서 상당부분 다른 사람의 도움이 필요한 상태이다.
③ [X] 60점 이상
⇨ 60점 이상 75점 미만은 3등급이고, 일상생활에서 부분적으로 다른 사람의 도움이 필요한 상태이다.
④ [X] 51점 이상
⇨ 51점 이상 60점 미만은 4등급이고 심신의 기능상태 장애로 일상생활에서 일정부분 다른 사람의 도움이 필요한 상태이다.

📄 **노인장기요양등급**

등급	심신의 기능상태	장기요양 인정점수
1등급	일상생활에서 전적으로 다른 사람의 도움이 필요한 상태	95점 이상
2등급	일상생활에서 상당 부분 다른 사람의 도움이 필요한 상태	75~95점 미만
3등급	일상생활에서 부분적으로 다른 사람의 도움이 필요한 상태	60~75점 미만
4등급	심신의 기능상태 장애로 일상생활에서 일정 부분 다른 사람의 도움이 필요한 상태	51~60점 미만
5등급	치매(「노인장기요양보험법 시행령」 제2조에 따른 노인성 질병으로 한정한다) 환자	45~51점 미만
인지지원등급	치매(「노인장기요양보험법 시행령」 제2조의 따른 노인성 질병에 한정한다) 환자	45점 미만

13 사례관리   정답 ②

① [O] 정신질환의 시설화의 영향
⇨ 정신질환대상자를 병원이 아닌 지역사회로 탈시설화가 필요하므로 사례관리가 필요하다.
❷ [X] 정신보건서비스 전달의 지방분권화
⇨ 정신보건서비스 전달의 중앙정부에서 실시하는 것보다는 각 지방의 정신질환대상자 중심의 지리적인 특성과 정신건강 향상을 위한 지방분권화인 사업 방향으로 실시하는 것이 필요하다.
③ [O] 정신보건서비스의 단편성 문제
⇨ 정신보건서비스의 단편성 문제를 해결하기 위해서 사례관리를 통한 지속적인 관리와 스스로 자기관리를 할 수 있는 역량을 함양시키는 것이 필요하다.
④ [O] 정신보건서비스의 비용 효과성에 대한 인식의 증가
⇨ 보건소에서 실시하는 정신보건프로그램은 정신보건대상자의 비용효과성에 대한 인식의 증가시키기 위하여 사례관리를 실시한다.

14 병원체 요인   정답 ①

❶ [O] 외부에서 생존 및 증식능력이 강하다.
⇨ 병원체는 외부에서 생존 및 증식능력이 강해야 감염에 성공할 수 있다.
② [X] 연령과 면역에 영향이 있다.
⇨ 감염의 성공여부는 숙주의 연령과 면역에 영향이 있다.
③ [X] 생활습관과 관련이 있다.
⇨ 감염의 성공여부는 숙주의 생활습관과 관련이 있다.
④ [X] 환경적 변화이다.
⇨ 병원체와 숙주를 둘러싸고 있는 환경적인 측면에서의 환경변화가 가장 중요하다.

15 감염성 질환의 생성의 단계   정답 ④

① [O] 코로나19는 대화, 기침 등으로 호흡기계 탈출을 한다.
⇨ 호흡기계 탈출은 대화, 기침, 재채기 등을 통해 탈출한 것이다. 그 예로는 폐렴, 백일해, 수두, 천연두, 결핵, 감기, 홍역, 디프테리아 코로나19 등이 있다.
② [O] 기계적 탈출에는 주사기 사용으로 인한 원인도 있다.
⇨ 기계적 탈출은 주사기나 동물매개체를 통한 직·간접적으로 탈출이다. 그 예로는 발진열, 발진티푸스, 말라리아, 뇌염, 간염 등이다.
③ [O] 한센병은 상처부위에서 직접 병원체가 탈출한 것이다.
⇨ 개방병소는 병소를 통한 직접 배출이다. 한센병(나병), 종기, 트라코마 등이 그 예이다. 한센병은 상처부위에서 직접 병원체가 탈출한 것이다.
❹ [X] 폴리오는 피부기계 탈출이다.
⇨ 폴리오는 소화기계 탈출이다. 소화기계 탈출은 토물이나 분변을 통해 탈출로, 이질, 파라티푸스, 장티푸스, 콜레라, 폴리오 등이 그 예이다.

16 질병 예방 수준   정답 ③

① [X] 성인 대상 건강증진 활동
⇨ 비병원성기 단계의 설명이다.
② [X] 감염병 조기검진
⇨ 암 불현성 감염기에 해당된다.
❸ [O] 정신건강 재활활동
⇨ 회복과 재활의 3차 예방활동이다.
④ [X] 결핵의 적극적인 치료
⇨ 현성 감염기로 2차 예방활동이다.

❸ [O] 36학급 이상 고등학교 이하에 보건교사 2명 배치
⇨ 36학급 이상 고등학교 이하에 보건교사 2명 배치하며 1,000명 이상 전체 학생수가 있어야 한다.
④ [X] 대학교 36학과 이상 시 보건교사 2명 이상 배치
⇨ 고등학교 이하이기 때문에 대학교는 법령 기준 해당이 없다.

📄 **학교 보건교사 배치기준**

학생의 건강관리를 강화하기 위하여 일정 규모 이상의 고등학교 이하 학교에는 2명 이상의 보건교사를 배치하도록 하는 등의 내용으로 「학교보건법」이 개정됨에 따라, 2명 이상의 보건교사를 배치해야 하는 학교를 36학급 이상의 고등학교 이하 학교로 정하는 등 법률에서 위임된 사항과 그 시행에 필요한 사항을 정하는 한편, 학교의 장이 학교의 특성을 고려하여 학교에 자율적으로 의사 및 약사를 둘 수 있도록 하기 위하여 학교에 두는 의사 및 약사의 구체적인 배치기준을 삭제하는 등 현행 제도의 운영상 나타난 일부 미비점을 개선·보완하려는 것이다.

---

17   산업재해보상 내용   정답 ②

① [X] 장해급여, 유족급여
⇨ 장해급여는 근로자가 업무상의 사유로 부상을 당하거나 질병에 걸려 치유된 후 신체 등에 장해가 있는 경우에 그 근로자에게 지급한다. 유족급여는 근로자가 업무상의 사유로 사망한 경우에 유족에게 지급한다.
❷ [O] 장례비, 장해급여
⇨ 장례비는 근로자가 업무상의 사유로 사망한 경우에 지급하되, 평균임금의 120일분에 상당하는 금액을 그 장례를 지낸 유족에게 지급한다. 장해급여는 근로자가 업무상의 사유로 부상을 당하거나 질병에 걸려 치유된 후 신체 등에 장해가 있는 경우에 그 근로자에게 지급한다.
③ [X] 장례비, 유족급여
⇨ 장례비는 근로자가 업무상의 사유로 사망한 경우에 지급하되, 평균임금의 120일분에 상당하는 금액을 그 장례를 지낸 유족에게 지급한다. 유족급여는 근로자가 업무상의 사유로 사망한 경우에 유족에게 지급한다.
④ [X] 요양급여, 장의비
⇨ 요양급여는 근로자가 업무상의 사유로 부상을 당하거나 질병에 걸린 경우 지급한다. 장의비의 해당이 없다.

---

18   식중독의 종류   정답 ①

❶ [O] 포도상구균 식중독
⇨ 포도상구균 식중독은 독소형으로 가열에 예방효과가 없으며, 생균이 전혀 없어도 발생할 가능성이 있고, 균체가 외독소이다.
② [X] 살모넬라 식중독
⇨ 살모넬라 식중독은 살모넬라균을 보유한 음식 섭취로 발병하여 평균 24시간의 잠복기를 거쳐 위장염 증상과 발열을 나타내고 2~3일 후 증상이 소멸된다.
③ [X] 장염 비브리오 식중독
⇨ 장염 비브리오 식중독의 원인은 비브리오균(Vibrio Parahe-molyticus)이다. 이는 해수 세균의 일종으로 3~5% 전후의 식염에서 잘 자라며, 10%의 염분농도에서는 성장이 정지되는 세균으로 포자가 없는 간균이다.
④ [X] 병원성 대장균 식중독
⇨ 병원성 대장균 식중독은 유아에게 전염성 설사증, 성인에게는 급성 장염을 일으킨다.

---

20   오타와 헌장   정답 ②

① [X] 지지적 환경 조정
⇨ 지지적 환경 조정은 일과 여가생활은 건강에 좋은 원천이 되므로 안전하고, 건강을 북돋우며, 만족과 즐거움을 줄 수 있는 직장환경과 생활환경을 조성하는 것이다.
❷ [O] 건강한 공공정책 수립
⇨ 건강한 공공정책 수립을 통한 건강증진은 보건의료서비스를 초월하여 모든 부문에서 정책입안자들이 정책결정의 결과가 건강에 미치는 영향을 인식하게 함으로써 국민건강에 대한 책임을 환기시키는 것이다. 자동차 속도 초과 시 과태료를 상향시켰기 때문에 이는 공공정책 수립의 내용이다.
③ [X] 개인기술개발
⇨ 개인기술개발은 건강증진활동을 통해 개개인은 건강과 환경에 대한 통제능력을 향상시키고, 건강에 유익한 선택을 할 수 있는 능력을 가지는 것이다.
④ [X] 건강서비스 방향 재설정
⇨ 건강서비스 방향 재설정은 보건의료 부문의 역할은 치료와 임상서비스에 대한 책임을 뛰어넘어 건강증진 방향으로 전환되어야 하는 것이다.

---

19   학교 보건교사 배치기준   정답 ③

① [X] 모든 학교 18학급 이상이며 보건교사 2인 배치
⇨ 모든 학교 18학급 이상이며 보건교사 2인 배치는 지난 과거의 기준이다. 2021년 기준 법령이 변경되어 36학급 이상 고등학교 이하에 보건교사 2명을 배치한다.
② [X] 중학교는 9학급 기준으로 보건교사 1인과 학교의사 1인 배치
⇨ 중학교는 9학급 기준으로 보건교사 1인과 학교의사 1인 배치는 지난 과거의 기준이다. 2021년 기준 법령이 변경되어 36학급 이상 고등학교 이하에 보건교사 2명을 배치한다.

정답   p. 36

01	②	I	06	②	I	11	③	II	16	①	IV
02	③	I	07	③	VII	12	②	II	17	①	V
03	④	I	08	①	I	13	③	II	18	②	V
04	④	I	09	④	II	14	④	IV	19	④	VI
05	③	I	10	①	II	15	①	IV	20	④	I

취약 단원 분석표

단원	맞힌 답의 개수
I	/ 8
II	/ 5
III	/ 0
IV	/ 3
V	/ 2
VI	/ 1
VII	/ 1
VIII	/ 0
TOTAL	/ 20

I 공중보건학 / II 역학과 질병관리 / III 보건통계 / IV 환경보건 / V 식품위생과 영양 / VI 보건행정과 보건의료체계 관리 / VII 분야별 보건관리 / VIII 생애주기별 보건관리

01   공중보건사업의 특징   정답 ②

① [×] 공중보건사업의 대상은 제한적이다.
⇨ 공중보건사업의 대상은 개인 및 가족이 아닌 지역사회 전체의 주민이다.
❷ [○] 공중보건사업은 지역사회에서 실행이 된다.
⇨ 공중보건사업은 조직적인 지역사회의 공동노력으로 이루어지며, 공중보건의 최소단위는 지역사회이다.
③ [×] 공중보건사업의 주요 목적은 치료이다.
⇨ 공중보건사업의 주요 목적은 질병을 예방하고 생활환경(공기·수도·주택 등)을 위생적으로 하여 수명을 연장하는 것 외에 정신적·신체적 능률 향상을 도모하는 데 있다.
④ [×] 공중보건의 주체는 국가가 단독으로 관리한다.
⇨ 공중보건의 주체는 국가와 각 관계부서 및 지역사회 모든 주민으로 이들이 모두 협력하는 것이다.

02   의학의 분류   정답 ③

① [×] 치료의학
⇨ 치료의학은 개체의 질병, 손상 및 기형 등을 치료하여 주는 소극적 의학이다.
② [×] 재활의학
⇨ 재활의학은 일단 발생한 건강장해요인을 최소한으로 줄이고, 후유증을 극소화하며, 남아 있는 기능에 대한 활용방안을 강구하는 사후적 의학이다.
❸ [○] 건설의학
⇨ 현재의 건강상태를 최고 수준의 건강을 목표로 심신을 육성하는 건강증진 이념을 포함한 적극적 건강관리를 연구하는 학문이다.
④ [×] 사회의학
⇨ 사회의학은 질병 발생 원인의 규명과 예방, 국민건강의 보호 및 증진을 위하여 연구, 보건정책 및 사업의 개발 등 광범한 분야를 연구하는 학문이다.

03   고려의 의료담당기관   정답 ④

① [×] 태의감
⇨ 태의감은 의료행정을 담당하는 관서이다.
② [×] 상약국
⇨ 상약국은 어약을 맡은 관서이다.
③ [×] 혜민국
⇨ 혜민국은 서민의료담당이다.
❹ [○] 대비원
⇨ 대비원은 빈민이나 행려자 의료사업과 구제사업을 수행한다.

04   2차 질병예방대책   정답 ④

① [×] 신생아 예방접종
⇨ 신생아 예방접종은 1차 예방이다.
② [×] 치매 예방교육
⇨ 치매 예방교육은 1차 예방이다.
③ [×] 당뇨병 대상자 합병증 관리 교육
⇨ 당뇨병 대상자 합병증 관리 교육은 3차 예방이다.
❹ [○] 암 조기진단 및 치료
⇨ 암 조기진단 및 치료는 2차 예방이다.

05   사회생태학적 모형   정답 ③

① [×] 생의학적 모형
⇨ 생의학적 모형은 인간을 하나의 기계로 본다. 마치 고장난 기계의 부품을 수리하듯이 질병의 원인을 찾아내고 이를 치료하는 것을 목표로 하며 정신과 신체를 이원화하여 생각하는 모형이다.

② [✕] 생태학적 모형
⇨ 생태학적 모형은 질병과정은 숙주(인간), 환경, 병원체의 3요인 사이에 상호관계로 이루어진다.
❸ [○] 사회생태학적 모형
⇨ 사회생태학적 모형은 행태적 요인을 중요시한 모형으로 숙주요인, 외부환경요인, 개인행태요인 등과 같은 3가지 요인이 질병 발생에 영향을 준다.
④ [✕] 총체적 모형
⇨ 총체적 모형은 질병은 다양한 복합요인에 의해 발생되는 것이며, 치료의 목적은 단순히 질병을 제거하는 것만이 아니라 개인이 더 나은 건강을 성취할 수 있도록 건강을 증진시키고, 자기관리능력을 향상·확대시키는 넓은 개념을 포함하는 모형이다.

---

06 **건강결정요인** **정답 ②**

① [✕] 생활습관요인
⇨ 생활습관요인은 생활양식에는 식습관, 운동, 체중관리, 자기건강관리(정기적 신체검사), 스트레스, 음주, 수면, 휴식 등을 들 수 있다.
❷ [○] 사회경제환경요인
⇨ 사회계층은 직업, 교육, 거주지, 수입 등을 고려하여 인구집단을 계층화한 개념으로 질병의 이환율이나 사망률과 밀접한 관련성이 있다.
③ [✕] 유전적 요인
⇨ 유전적 요인은 질병에 대한 감수성 혹은 저항성을 결정하는 유전자 또는 유전자의 조합이 직접 질병의 원인으로 작용하는 경우이다.
④ [✕] 화학적 요인
⇨ 화학적 요인은 일반 환경에 존재하는 수많은 화학적 오염물질이 공기를 통한 오염, 물이나 식품을 통한 섭취, 직접 접촉으로 피부를 통해 체내에 들어와 질병을 일으키는 경우이다.

---

07 **건강친화기업 인증제도** **정답 ③**

❸ [✕] 인증 신청은 시·군·구청장에게 신청한다.
⇨ 인증을 받고자 하는 자는 대통령령으로 정하는 바에 따라 보건복지부 장관에게 신청하여야 한다.

---

08 **HP2030의 건강생활실천 지표** **정답 ①**

❶ [✕] 유산소 신체활동 실천율
⇨ 유산소 신체활동 실천율은 건강생활실천지표이다.

---

09 **역학의 기능** **정답 ④**

① [✕] 기술연구
⇨ 기술연구는 질병의 분포나 경향 등 건강 관련 사항을 있는 그대로 상황을 파악하여 기술하는 것이다.
② [✕] 단면연구
⇨ 단면연구는 특정한 시점에서의 일정한 인구 집단을 대상으로 구체적 가설을 증명하기 위하여 각 질병을 조사하고 각 질병과 의심이 되는 요인과의 관련성을 보는 연구이다.
③ [✕] 환자-대조군 연구
⇨ 환자-대조군 연구는 연구하고자 하는 특정 질병에 이환된 환자군과 그렇지 않은 대조군을 선정하여 질병에 이환되기 전 과거에 특정 위험요인에 얼마나 노출(폭로)되었는지 조사하여 그 위험요인에 대한 질병 발생 원인 정도를 확인하는 연구이다.
❹ [○] 후향적 코호트
⇨ 후향적 코호트는 이미 있는 과거자료를 이용하여 과거의 관찰시점으로 돌아가서 그 시점으로부터 연구시점까지 기간을 조사하는 방법으로 특정 위험요인에 노출(폭로)된 집단과 그렇지 않은 집단을 대상으로 한다.

---

10 **역학질병발생 모형** **정답 ①**

❶ [○] 수레바퀴 모형
⇨ 수레바퀴 모형은 인간을 둘러싼 생물학적·화학적·물리학적·사회적 환경이 질병 발생에 영향을 미치는 것으로 보고, 비감염성 질환을 설명하는 데에 적합하다.
② [✕] 건강증진 모형
⇨ 건강증진 모형은 건강신념모형과 사회학습이론을 기초로 개발하여, 건강행위에 영향을 미치는 요인을 설명한 것이다.
③ [✕] 원인망 모형
⇨ 원인망 모형은 질병이 어느 한 가지 원인에 의해 발생하는 것이 아니라 여러 가지 원인이 서로 연관되어 있고 반드시 선행하는 요소가 거미줄처럼 복잡하게 얽혀 어떤 질병이 발생된다는 모형으로 비감염성 질환을 설명하는 데에 적합하다.
④ [✕] 지렛대 모형
⇨ 지렛대 모형은 세 가지 요인 중 하나에 변화가 발생하면 다른 요인의 상황에도 영향을 주게 되어 변화를 유발하며, 이로 인해 요인 간 평형상태가 깨져 질병이 발생하는 모형으로 급성 감염병을 설명하는 데에 적합하다.

---

11 **백일해** **정답 ③**

① [✕] 코플릭스 반점과 발진이 발생한다.
⇨ 코플릭스 반점과 발진은 홍역의 특징으로 옳다.
② [✕] 딸기혀가 된다.
⇨ 성홍열 증상 중 딸기혀가 있다.
❸ [○] 발작적인 기침을 한다.
⇨ 백일해 증상 중 발작적인 기침이 있다.
④ [✕] 양쪽 귀 밑에 염증이 생긴다.
⇨ 유행성 이하선염의 증상 중 양쪽 귀 밑의 염증이 있다.

12　기생충 감염병　정답 ②

① [×] 폐흡충증
　⇨ 폐흡충증은 갑각류를 생식하는 경우에 감염된다.
❷ [○] 무구조충증
　⇨ 무구조충증은 소고기를 먹는 나라에서 발견된다.
③ [×] 간흡충증
　⇨ 간흡충증은 우리나라에서 민물고기를 생식하는 생활습관이 있
　　는 지역주민에게 특히 유행한다.
④ [×] 요코가와 흡충
　⇨ 요코가와 흡충은 피낭유충이 있는 담수어를 생식하면 감염되
　　며, 작은 창자의 점막에서 기생한다.

13　면역의 종류　정답 ③

① [×] 인공수동
　⇨ 인공수동은 회복기 환자혈청, 면역혈청으로 획득하는 것이다.
② [×] 인공능동
　⇨ 인공능동은 인공적으로 감염물질을 접종하여 얻는 면역이다.
❸ [○] 자연수동
　⇨ 자연수동은 태반이나 초유를 통해 분비되는 면역항체를 신생
　　아가 섭취함으로써 획득하는 것이다.
④ [×] 자연능동
　⇨ 자연능동은 자연상태에서 일어나는 감염, 즉 불현성 감염, 현
　　성 감염, 빈번한 접촉을 통하여 얻어지는 저항성이다.

14　기후요소　정답 ④

① [○] 기온, 기습, 기류는 기후의 3요소이다.
　⇨ 기후요소에는 기온, 기류, 기습, 기압, 강우, 강설, 복사량, 일
　　조량, 구름 등이 있으며, 기후의 3대 요소는 기온, 기류, 기습
　　이다.
② [○] 쾌적한 기습은 40~70%이다.
　⇨ 습도는 인간의 체열방산에 영향을 미쳐 습도가 높을 때는 불
　　쾌감을 느끼고 습도가 낮을 때는 상쾌함을 느끼게 되어 느낌
　　의 온도이고, 쾌적한 기습은 40~70%이다.
③ [○] 불쾌지수 70에서는 10%의 사람이 불쾌감을 느낀다.
　⇨ 불쾌지수는 DI≥70은 다소 불쾌한 지수로 10% 정도의 사람
　　이 불쾌감을 느끼고, DI≥75에서는 50%의 사람이 불쾌감을
　　느낀다. DI≥80에서는 거의 모든 사람이 불쾌감을 느끼고,
　　DI≥85에서는 매우 불쾌한 지수로 모든 사람이 견딜 수 없는
　　상태이다.
❹ [×] 공기 중 1m³ 중 포화수증기량에 대한 현재 함유된 수증기량
　　의 비를 쾌적기류라 한다.
　⇨ 쾌적기류: 실내 0.2~0.3 m/sec, 실외 1.0 m/sec

15　열중증: 열사병　정답 ①

❶ [○] 열사병
　⇨ 열사병은 고온 환경에서의 심한 육체 노동으로 인해 체온조절
　　의 부조화로 뇌의 온도 상승에 의한 중추신경의 체온조절중추
　　기능 장애
② [×] 열쇠약
　⇨ 열쇠약은 고온 환경에서 작업시 비타민 B1의 결핍으로 발생
　　되는 열 소모현상
③ [×] 열경련
　⇨ 열경련은 고온에서 작업하는 업무에 종사하여 다량의 발한에
　　의해 체내 염분과 수분 손실로 발생
④ [×] 열피로
　⇨ 열피로는 열허탈로 고온 환경에 오랫동안 노출되어 말초혈액
　　순환의 부전, 심박출량 부족으로 인한 순환기 이상

16　실내공기 오염 요인　정답 ①

❶ [×] 호흡과 기타에 의한 일산화탄소의 증가
　⇨ 호흡과 기타에 의한 이산화탄소가 증가는 실내공기를 오염시
　　킨다.
② [○] 연료가 연소할 때 나타나는 일산화탄소와 이산화탄소의 증가
　⇨ 연료가 연소할 때 나타나는 일산화탄소와 이산화탄소의 증가
　　는 실내공기를 오염시킨다.
③ [○] 공장이나 도로에서 발생하는 도시공해로 인한 공기오염
　⇨ 유해물질이 공기가 섞이는 환경오염이 공장이나 도로에서 발
　　생하는 도시공해로 인하여 공기오염을 일으킨다.
④ [○] 인체와 기타에서 발생하는 열, 냄새, 수증기 등
　⇨ 인체와 기타에서 발생하는 열, 냄새, 수증기 등은 실내공기를
　　오염시킨다.

17　식중독　정답 ①

❶ [○] 웰치균 식중독
　⇨ 웰치균 식중독의 설명이다.
② [×] 캠필로박터균 식중독
　⇨ 캠필로박터균 식중독은 미호기성에서 발생하며, 발열, 권태감,
　　두통, 현기증, 근육통, 구역, 복통, 길랭 - 바레증후군(Guillain-
　　Barre Syndrome), 피가 섞인 설사를 한다.
③ [×] 장염 비브리오 식중독
　⇨ 장염 비브리오 식중독은 오염된 해수에 의한 어패류로 1차 감
　　염(70%), 어패류를 사용한 주방 도구로 2차 감염된다.
④ [×] 장출혈성 대장균 감염증
　⇨ 장출혈성 대장균 감염증은 장출혈성 대장균(Enterohemorrhagic
　　Escherichia coli) 감염에 의하여 출혈성 장염을 일으키는 질
　　환이다.

18   식품첨가물의 용도   정답 ②

① [×] 감미료
⇨ 감미료는 식품에 단맛을 부여하는 식품첨가물이다
❷ [○] 발색제
⇨ 발색제는 식품의 색을 안정화시키거나, 유지 또는 강화시키는 식품첨가물이다.
③ [×] 산화방지제
⇨ 산화방지제는 산화에 의한 식품의 품질 저하를 방지하는 식품 첨가물이다.
④ [×] 젤형성제
⇨ 젤형성제는 젤을 형성하여 식품에 물성을 부여하는 식품첨가 물이다.

19   프라이(Fry)의 의료체계분류   정답 ④

① [×] 국민보건서비스형이다.
⇨ 국민보건서비스형은 사회보장형의 특징이다.
② [×] 무료 의료서비스이다.
⇨ 무료 의료서비스는 사회보장형의 특징이다.
③ [×] 의료자원과 의료서비스의 균등하게 분포하고 균등한 기회를 준다.
⇨ 의료자원과 의료서비스의 균등하게 분포하고 균등한 기회를 주는 것은 사회보장형의 특징이다.
❹ [○] 행위별 수가제를 채택했다.
⇨ 행위별 수가제는 자유방임형에서 적용된다.

20   「국민건강증진법」   정답 ④

❹ [×] 건강이해능력 향상 관련 사항
⇨

> 「국민건강증진법」 제19조【건강증진사업 등】① 국가 및 지방자치단체는 국민건강증진사업에 필요한 요원 및 시설을 확보하고, 그 시설의 이용에 필요한 시책을 강구하여야 한다.
> ② 특별자치시장·특별자치도지사·시장·군수·구청장은 지역주민의 건강증진을 위하여 보건복지부령이 정하는 바에 의하여 보건소장으로 하여금 다음 각 호의 사업을 하게 할 수 있다.
> 1. 보건교육 및 건강상담
> 2. 영양관리
> 3. 신체활동장려
> 4. 구강건강의 관리
> 5. 질병의 조기발견을 위한 검진 및 처방
> 6. 지역사회의 보건문제에 관한 조사·연구
> 7. 기타 건강교실의 운영 등 건강증진사업에 관한 사항

❯ 정답
p. 40

01	①	VII	06	④	VIII	11	②	I	16	①	I
02	①	VII	07	①	VIII	12	②	II	17	④	IV
03	③	VIII	08	②	I	13	②	II	18	④	II
04	③	VIII	09	④	II	14	④	II	19	③	IV
05	③	VIII	10	①	II	15	④	II	20	③	IV

❯ 취약 단원 분석표

단원	맞힌 답의 개수
I	/ 3
II	/ 7
III	/ 0
IV	/ 3
V	/ 0
VI	/ 0
VII	/ 2
VIII	/ 5
TOTAL	/ 20

I 공중보건학 / II 역학과 질병관리 / III 보건통계 / IV 환경보건 / V 식품위생과 영양 / VI 보건행정과 보건의료체계 관리 / VII 분야별 보건관리 / VIII 생애주기별 보건관리

---

01 PRECEDE – PROCEED 정답 ①

범이론적 모형, 지식태도실천모형, 건강신념모형은 개인수준에서 적용할 수 있는 보건교육 모형이다.
❶ [O] PRECEDE – PROCEED
　⇨ PRECEDE – PROCEED는 집단-지역사회수준을 설명하는 모형이다.

02 브래드쇼(Bradshaw)의 요구도 유형 정답 ①

❶ [O] 치매전문가가 치매의 중요성을 알리기 위하여 치매예방을 주제로 보건교육을 하는 것이다.
　⇨ 규범적 요구는 전문가 자신의 경험과 지식에 비추어 바람직하다고 여기는 이상적인 수준으로 치매전문가가 치매의 중요성을 알리기 위하여 치매예방이라는 주제를 가지고 보건교육을 하는 것은 규범적 요구이다.
② [X] 대상자가 자신이 마음속으로 치매교육을 원하는 것을 주제로 한다.
　⇨ 내면적 요구는 대상자 자신이 바라는 상태를 의미하는 것이다. 즉, 대상자가 자신이 마음속으로 치매교육을 원하는 것은 내면적 요구이다.
③ [X] 대상자들이 치매교육을 원한다고 한 목소리를 냈다.
　⇨ 외향적 요구는 대상자들의 행동으로 나타난 요구로, 대상자들이 치매교육을 원한다고 한 목소리로 나타난다.
④ [X] 두 지역을 비교해서 문제가 큰 질병에 대한 주제를 선정한다.
　⇨ 상대적 요구는 대상자와 다른 집단의 비교에 기초한 것으로 무조건 한 지역에만 치매교육을 하는 것은 상대적 요구에 해당되지 않는다.

03 노테스타인과 톰슨의 인구변천단계 정답 ③

① [X] 다산다사형이다.
　⇨ 제1단계(고잠재적 성장단계, Stage of high potential growth)는 다산다사형이다.
② [X] 영아사망률이 가장 높다.
　⇨ 제1단계(고잠재적 성장단계, Stage of high potential growth)의 가장 뚜렷한 특징으로는 높은 영아사망률을 들 수 있다.
❸ [O] 가계소비가 증가한다.
　⇨ 제2단계(과도기적 성장단계, Stage of high transitional growth)는 생산요소가 되기보다는 가계소비의 증대에만 기여한다.
④ [X] 출생률과 사망률이 모두 낮아지는 시기이다.
　⇨ 제3단계(인구감소 시작단계, Stage of high incipient decline)는 출생률과 사망률이 모두 낮아지는 시기이다.

04 병상회전율 정답 ③

① [X] 입원율
　⇨ 입원율은 연간에 대상 인구의 1,000명당 입원환자수를 나타낸다.
② [X] 병상점유율
　⇨ 병상점유율은 대상 인구 중에 점유하고 있는 병상의 비로서 1,000명당에 1일간의 재원일수로 계산한다.
❸ [O] 병상이용률
　⇨ 병상이용률은 가용병상수에 대한 병상사용환자수의 비율로 계산한다.
④ [X] 병상회전율
　⇨ 병상회전율은 일정 기간 내에 한 병상을 이용한 평균 환자의 수이다.

05 모자보건의 지표 　　　　　　정답 ③

① [X] α-Index
- ⇨ α-Index는 같은 해의 영아사망수가 신생아사망수보다 얼마나 큰가를 나타내는 것으로 1에 가까우면 영아사망이 대부분 신생아사망이므로, 그 지역의 건강상태가 높은 것을 의미한다.
② [X] 출생전후기사망률
- ⇨ 출생전후기사망률은 임신 28주 이상 태아사망자수 및 생후 7일 미만의 사망자수를 해당 연도의 총 출생아수(출생아 + 28주 이상 태아사망자수)로 나눈 수치를 1,000분비로 표시한다.
❸ [O] 모성사망비
- ⇨ 모성사망비는 임신과 관련된 원인으로 임신 또는 분만 후 42일 이내에 발생한 여성사망자수를 당해연도의 출생아수로 나눈 수치를 100,000분비로 표시한다.
④ [X] 영아사망률
- ⇨ 영아사망률은 주어진 기간 동안에 출생한 출생아수 1,000명에 대하여 1년 이내에 발생한 1세 미만의 영아사망자수의 구성비율이다.

06 암사업 대상자 기준 　　　　　　정답 ④

① [X] 위암 만 50세 이상
- ⇨ 위암 만 40세 이상 남녀는 위장조영검사 또는 위내시경검사를 한다.
② [X] 폐암 만 50세 이상
- ⇨ 폐암 만 54~74세 국민 중 30년갑 이상 흡연력을 가진 폐암 발생 고위험군은 저선량 흉부 CT촬영을 한다.
③ [X] 유방암 만 50세 이상
- ⇨ 유방암 만 40세 이상이면 유방촬영을 한다.
❹ [O] 자궁경부암 만 20세 이상
- ⇨ 자궁경부암 만 20세 이상이면 자궁경부세포검사를 한다.

07 대사증후군 진단 기준 　　　　　　정답 ①

❶ [O] 여자 허리둘레 85cm 이상
- ⇨ 복부비만: 남자의 경우 허리둘레가 102cm 초과, 여자의 경우 허리둘레가 88cm 초과(한국인 및 동양인의 경우 대개 남자의 경우 허리둘레 90, 여자 80 이상)
② [X] 수축기 혈압이 130mg/Hg 미만
- ⇨ 수축기 혈압이 130mg/Hg 또는 이완기 혈압이 85mm/Hg 이상이거나, 약물치료하는 경우 대사증후군 진단 기준이다.
③ [X] 고중성지방혈증이 150mg/dL 미만
- ⇨ 고중성지방혈증은 중성지방이 150mg/dL 이상 또는 약물치료하는 경우 대사증후군 진단 기준이다.
④ [X] 남자의 경우 고밀도지단백 콜레스테롤(HDL)이 50mg/dL 미만
- ⇨ 고밀도지단백 콜레스테롤(HDL) 낮을 경우에 남자는 40mg/dL 미만, 여자는 50mg/dL 미만 또는 약물치료하는 경우 대사증후군 진단 기준이다.

08 공중보건 　　　　　　정답 ②

① [X] 공중보건은 질병치료를 목적으로 한다.
- ⇨ 공중보건사업의 주요 목적은 질병을 예방하고 생활환경(공기·수도·주택 등)을 위생적으로 하여 수명을 연장하는 것 외에 정신적·신체적 능률 향상을 도모하는 데 있다.
❷ [O] 공중보건사업 대상자는 모든 국민이다.
- ⇨ 공중보건사업의 대상은 개인 및 가족이 아닌 지역사회 전체의 주민이다.
③ [X] 공중보건은 국가가 주도적으로 실행하는 것이 가장 중요하다.
- ⇨ 공중보건의 주체는 국가와 각 관계부서 및 지역사회 모든 주민이 함께 협력하는 것이다.
④ [X] 공중보건은 취약계층의 건강회복을 기본원칙으로 한다.
- ⇨ 공중보건은 모든 사람이 건강할 수 있는 상태를 보장해 주는 것을 목표로 한다.

09 생태학적 연구 　　　　　　정답 ④

① [O] 자료수립이 간편하다.
- ⇨ 생태학적 연구는 기존 자료를 활용하는 것으로 자료수립이 간편하다.
② [O] 비용이 경제적이다.
- ⇨ 직접 하는 것이 아니고 간접자료를 활용하므로 비용이 경제적이다.
③ [O] 많은 자료를 활용할 수 있다.
- ⇨ 통계청 자료 등 기존 자료를 활용하기 때문에 많은 자료를 활용할 수 있다.
❹ [X] 자료의 선후관계가 명확하여 분석이 용이하다.
- ⇨ 연구 주제마다 조사하고자 하는 자료를 수집한 것이 아니라서 자료의 선후관계가 명확하지 않아 분석이 용이하지 않다.

10 역학적 인과관계의 요인 　　　　　　정답 ①

❶ [O] 시간적 선행관계
- ⇨ 시간적 선행관계는 원인으로 간주되는 요인에 대한 노출은 질병 발생보다 반드시 선행하여 존재하여야 하며 이는 인과성이 충족되기 위한 가장 기본적 요소라는 것이다.
② [X] 관련성의 강도
- ⇨ 관련성의 강도는 반복관찰을 통해 확인된 관련성의 크기가 클수록 인과성의 가능성이 높아지는 것이다.
③ [X] 관련성의 일관성
- ⇨ 관련성의 일관성은 다른 대상이나 지역에서 같은 요인에 노출된 경우 같은 발병 결과를 보이는 것이다.
④ [X] 관련성의 특이성
- ⇨ 관련성의 특이성은 한 요인이 다른 여러 질병과 동시에 관련성이 있는 것으로 보인다면 인과성이 불투명할 수 있다는 것이다.

11 연구방법 　　　　　　　정답 ②

① [×] 단면연구
  ⇨ 단면연구는 일정한 인구집단을 대상으로 특정한 시점이나 일
    정한 기간 내에 노출요인과 질병 유무를 동시에 조사하여 서
    로 간의 관련성을 보는 연구방법이다. 대표적으로 상관관계 연
    구(Correlation study)로 분석한다.
❷ [○] 코호트 연구
  ⇨ 코호트 연구는 특정 요인에 노출된 집단과 노출되지 않은 집
    단을 선택한 후, 두 집단의 발생률 혹은 사망률을 비교하기 위
    해 두 집단을 추적·조사할 수 있고, 비교위험도, 귀속위험도
    (기여위험도) 및 기여위험분율로 측정하는 것을 말한다.
③ [×] 기술적 연구
  ⇨ 기술적 연구는 인구집단에서 질병 발생과 관계되는 모든 현상
    을 기술하여, 질병 발생의 원인에 대한 가설을 얻기 위하여 시
    행되는 제1단계 역학적 연구방법이다.
④ [×] 환자-대조군 연구
  ⇨ 환자-대조군 연구는 결과를 먼저 관찰한 다음, 이런 결과를
    초래한 가능한 원인 혹은 요인을 탐구해 가는 역학연구이고
    교차비로 측정할 수 있다.

12 교란요인의 영향 통제 　　　　정답 ②

① [×] 무작위 선정하기
  ⇨ 무작위 선정하기는 각 집단에 대상자를 무작위로 배치하는 것
    이다. 무작위화를 통해 연구대상자는 실험군이나 대조군에 배
    정된다.
❷ [○] 짝짓기하기
  ⇨ 짝짓기하기는 환자-대조군 연구에서 교란요인의 영향을 효과
    적으로 통제하기 위해서 사용하는 방법이다.
③ [×] 공변량 처리
  ⇨ 공변량 처리는 종속변수에 대하여 독립변수와 기타 잡음인자
    들이 공유하는 변량을 의미하며 잡음인자를 실험자가 통제하
    고자 하는 변수를 공변량(covariate)이라고 한다.
④ [×] 교차비 구하기
  ⇨ 교차비는 특정 질병이 있는 집단에서 위험요인에 폭로된 사람
    과 그렇지 않은 사람의 비를 말한다.

13 유병률과 발생률 　　　　　　정답 ②

① [×] 발생률은 유병률의 영향을 받는다.
  ⇨ 유병률은 발생률과 이환기간에 영향을 받는다.
❷ [○] 만성 질병은 발생률에 비해 유병률이 높다.
  ⇨ 만성 질병은 이환기간이 길기 때문에 유병률이 발생률에 비해
    높다.
③ [×] 급성 감염병은 발생률이 낮다.
  ⇨ 급성 감염병은 발생률이 높다.
④ [×] 급성 감염병은 유행기간이 짧아서 발생률이 높고 유병률은 길다.
  ⇨ 급성 감염병은 유행기간이 짧아서 발병률이 높고 유병률도 짧다.

14 위기 경보 수준 　　　　　　　정답 ④

① [×] 관심
  ⇨ 관심은 해외에서의 신종 감염병의 발생 및 유행, 국내 원인불
    명·재출현 감염병이 발생하였을 때이다.
② [×] 주의
  ⇨ 주의는 해외에서의 신종 감염병이 국내 유입, 국내 원인불명·재
    출현 감염병이 제한적으로 유입될 때이다.
③ [×] 경계
  ⇨ 경계는 국내 유입된 해외 신종 감염병이 제한적으로 전파되고,
    국내 원인불명·재출현 감염병이 지역사회로 전파될 때이다.
❹ [○] 심각
  ⇨ 심각은 국내 유입된 해외 신종 감염병이 지역사회로 전파 또
    는 전국적으로 확산되거나, 국내 원인불명·재출현 감염병이
    전국적으로 확산될 때이다.

15 수족구병 　　　　　　　　　정답 ④

① [×] 수두
  ⇨ 수두는 급성 대상포진 바이러스성 질환이며, 나중에는 대상포
    진을 일으키는 제2급 법정 감염병이다.
② [×] 수족구병
  ⇨ 수족구병은 주로 콕사키 바이러스 A16 또는 엔테로 바이러스
    71에 의해 발병한다. 여름과 가을철에 흔히 발생하며 입 안
    의 물집과 궤양, 손과 발의 수포성 발진을 특징으로 하는 질
    환이다.
③ [×] 성홍열
  ⇨ 성홍열은 제2급 법정 감염병, 급성 감염병으로 피부발진을 일
    으키는 용혈성 구균질환의 일종이다. 발진이 생긴 피부가 홍색
    으로 원숭이의 일종인 성성이의 체색과 유사하고, 열병이므로
    성홍열이라고 명명하였다. 딕 반응(Dick test)방법으로 진단
    한다.
❹ [○] 로타 바이러스
  ⇨ 로타 바이러스는 로타 바이러스에 의한 현성 감염으로, 대변-입
    으로 감염되는 것이 주요 전파 경로이다. 약 24~72시간의 잠
    복기를 가진다. 구토와 발열, 피가 섞이지 않은 물설사를 초래
    하여 탈수증을 일으킬 수 있는 질병이다.

16 1차 보건의 필수요소 　　　　정답 ①

❶ [○] 접근성
  ⇨ 접근성은 지역적, 지리적, 경제적, 사회적 이유 등으로 지역
    주민이 이용하는 데 차별이 있어서는 안 된다는 것이다.
② [×] 수용가능성
  ⇨ 수용가능성은 지역사회가 쉽게 받아들일 수 있는 방법으로 사
    업이 제공되어야 한다는 것이다.
③ [×] 주민참여
  ⇨ 주민참여는 지역사회의 적극적인 참여를 통해 이루어져야 한
    다는 것이다.

④ [×] 지불부담능력
　⇨ 지불부담능력은 지역사회구성원의 지불능력에 맞는 보건의료
　　수가 제공되어야 한다는 것이다.

17　먹는 물의 수질 기준 및 검사 등에 관한 규칙　정답 ④

① [○] 총 대장균군은 100mL 무검출
　⇨ 총 대장균군은 100mL에서 검출되지 아니해야 한다.
② [○] 일반세균은 1mL 중 100CFU를 넘지 아니할 것
　⇨ 일반세균은 1mL 중 100CFU(Colony Forming Unit)를 넘
　　지 아니해야 한다.
③ [○] 총 트리할로메탄은 0.1mg/L를 넘지 아니할 것
　⇨ 먹는 물의 수질 기준 및 검사 등에 관한 규칙으로 옳다.
❹ [×] 과망간산칼륨 소비량은 4mg/L를 넘지 아니할 것
　⇨ 과망간산칼륨 소비량은 10mg/L를 넘지 아니해야 한다.

18　구충·구서의 일반적 관리 원칙　정답 ④

① [○] 발생원 및 서식처 제거
　⇨ 구제대상 동물의 발생원 및 서식처를 제거하는 것은 근본적이
　　고 중요한 대책이다.
② [○] 발생 초기에 구제
　⇨ 해충의 증식은 기하급수적이므로, 발생 초기에 구제하는 것은
　　성충을 구제하는 것보다 수십 배의 효과를 가진다.
③ [○] 생태습성에 따른 구제
　⇨ 대상 동물의 생태습성을 정확히 파악하여야만 효과적인 구제
　　가 가능하다.
❹ [×] 특성에 따른 먹이 제공
　⇨ 특성에 따른 먹이 제공은 구충·구서의 일반적 관리 원칙에 없다.

19　국제대책회의　정답 ③

① [×] 비엔나 협약
　⇨ 비엔나 협약은 오존층 파괴원인물질을 규제하는 것이다.
② [×] 몬트리올 의정서
　⇨ 몬트리올 의정서는 오존층 파괴물질인 염화불화탄소(CFCs)의
　　생산과 사용을 규제하려는 목적에서 제정한 협약이다.
❸ [○] 파리 기후변화협약
　⇨ 파리 기후변화협약은 선진국에만 감축의무를 지웠던 교토의정
　　서와 달리 195개 당사국 모두가 지켜야 하는 첫 합의이다.
④ [×] 교토 의정서
　⇨ 교토 의정서는 기후변화협약에 따른 지구온난화의 규제 및 방
　　지를 위한 국제협약이다.

20　대기질의 상태　정답 ③

① [×] 대기질 상태가 양호하다.
　⇨ 아황산가스(SO)는 1시간 평균치가 0.15ppm 이하여야 하는
　　데, 현재 0.85ppm이기 때문에 대기질 상태가 좋지 않다.
② [×] 오존은 경보단계를 발령해야 한다.
　⇨ 오존은 1시간 평균치가 0.1ppm 이하이므로 경보단계를 발령
　　하지 않아도 된다.
❸ [○] 미세먼지의 농도가 높아서 경보단계를 발령해야 한다.
　⇨ 미세먼지의 농도는 기상조건 등을 고려하여 해당 지역의 대기
　　자동측정소 PM-10시간당 평균농도가 $300\mu g/m^3$ 이상으로
　　2시간 이상 지속인 때 경보를 발표한다.
④ [×] 아황산가스 수치는 0.15ppm 이상이면 초미세먼지도 높아져
　　대기질이 나빠진다.
　⇨ 아황산가스 수치는 1시간 기준 0.15ppm 이하여야 정상이다.

▶ 정답 p. 44

▶ 정답

01	④	IV	06	①	VII	11	②	I	16	①	I
02	②	IV	07	③	VII	12	②	VIII	17	③	II
03	④	V	08	②	VII	13	②	VIII	18	③	II
04	④	VI	09	②	I	14	①	VIII	19	④	III
05	③	VI	10	④	VII	15	③	VIII	20	②	II

▶ 취약 단원 분석표

단원	맞힌 답의 개수
I	/ 3
II	/ 3
III	/ 1
IV	/ 2
V	/ 1
VI	/ 2
VII	/ 4
VIII	/ 4
TOTAL	/ 20

I 공중보건학 / II 역학과 질병관리 / III 보건통계 / IV 환경보건 / V 식품위생과 영양 / VI 보건행정과 보건의료체계 관리 / VII 분야별 보건관리 / VIII 생애주기별 보건관리

---

01 복사성 역전 정답 ④

① [X] 주로 낮에 발생한다.
  ⇨ 복사성 역전은 일몰 후에 하부 공기층이 지열의 복사로 인하여 냉각됨으로써 발생하는 것으로 저녁에 발생한다.
② [X] 로스엔젤레스의 대기오염의 주원인이다.
  ⇨ 복사성 역전은 런던스모그의 대기오염의 주원인이다.
③ [X] 맑은 날 고기압 중심부에서 공기가 침강하여 압축을 받아 따뜻한 공기층이 형성되는 것이다.
  ⇨ 맑은 날 고기압 중심부에서 공기가 침강하여 압축을 받아 따뜻한 공기층이 형성되는 것은 침강성 역전이다.
❹ [O] 일몰 후에 하부 공기층이 지열의 복사로 인하여 냉각되어 발생한다.
  ⇨ 복사성 역전은 일몰 후에 하부 공기층이 지열의 복사로 인하여 냉각되어 발생한다. 이는 야간에 대지가 복사에 의해 냉각되어 대지에 접한 공기의 온도가 노점 이하로 낮아지기 때문이다.

02 수질오염의 지표 정답 ②

① [X] BOD가 높으면 COD와 DO는 낮다.
  ⇨ BOD가 높으면 COD도 높지만, DO는 낮아진다.
❷ [O] BOD와 COD가 낮으면 DO는 높다.
  ⇨ BOD와 COD가 낮으면 수질이 깨끗한 것으로 DO는 높다.
③ [X] BOD가 높은 것은 깨끗한 물로 DO의 농도가 높다.
  ⇨ BOD가 높은 것은 오염된 물로 DO의 농도가 낮다.
④ [X] BOD와 COD는 폐수에 많고 DO는 축산폐수에 많다.
  ⇨ 폐수에는 COD가 높고, DO는 낮다.

03 식물성 식중독 성분 정답 ④

❹ [X] 고사리 - 아미그달린
  ⇨ 고사리의 식물성 식중독 성분은 프타퀼로사이드이다. 아미그달린은 청매실의 식물성 식중독 성분이다.

04 지속가능발전목표(UN-SDGs)의 지표 정답 ④

① [O] 모든 곳에서 모든 형태의 빈곤 퇴치
  ⇨ 모든 곳에서 모든 형태의 빈곤 퇴치는 지속가능발전목표이다.
② [O] 보건과 복지
  ⇨ 보건과 복지는 지속가능발전목표이다.
③ [O] 양성평등 및 여성 역량 강화
  ⇨ 양성평등 및 여성 역량 강화는 지속가능발전목표이다.
❹ [X] 유아사망률 감소
  ⇨ 유아사망률 감소는 새천년개발목표이다.

05 「지역보건법」상 보건소의 기능과 업무 정답 ③

❸ [X] 방역·검역 등 감염병에 관한 사무 및 각종 질병에 관한 조사·시험·연구에 관한 사무
  ⇨ 방역·검역 등 감염병에 관한 사무 및 각종 질병에 관한 조사·시험·연구에 관한 사무를 관장하는 기관은 질병관리청이다.

「지역보건법」제11조【보건소의 기능 및 업무】① 보건소는 해당 지방자치단체의 관할 구역에서 다음 각 호의 기능 및 업무를 수행한다.
1. 건강 친화적인 지역사회 여건의 조성
2. 지역보건의료정책의 기획, 조사·연구 및 평가
3. 보건의료인 및 「보건의료기본법」 제3조 제4호에 따른 보건의료기관 등에 대한 지도·관리·육성과 국민보건 향상을 위한 지도·관리
4. 보건의료 관련기관·단체, 학교, 직장 등과의 협력체계 구축
5. 지역주민의 건강증진 및 질병예방·관리를 위한 다음 각 목의 지역보건의료서비스의 제공
   가. 국민건강증진·구강건강·영양관리사업 및 보건교육
   나. 감염병의 예방 및 관리
   다. 모성과 영유아의 건강유지·증진
   라. 여성·노인·장애인 등 보건의료 취약계층의 건강유지·증진
   마. 정신건강증진 및 생명존중에 관한 사항
   바. 지역주민에 대한 진료, 건강검진 및 만성질환 등의 질병관리에 관한 사항
   사. 가정 및 사회복지시설 등을 방문하여 행하는 보건의료사업
② 제1항에 따른 보건소 기능 및 업무 등에 관하여 필요한 세부 사항은 대통령령으로 정한다.

「지역보건법 시행령」 제9조【보건소의 기능 및 업무의 세부 사항】
① 법 제11조 제1항 제2호에 따른 지역보건의료정책의 기획, 조사·연구 및 평가의 세부 사항은 다음 각 호와 같다.
1. 지역보건의료계획 등 보건의료 및 건강증진에 관한 중장기 계획 및 실행계획의 수립·시행 및 평가에 관한 사항
2. 지역사회 건강실태조사 등 보건의료 및 건강증진에 관한 조사·연구에 관한 사항
3. 보건에 관한 실험 또는 검사에 관한 사항
② 법 제11조 제1항 제3호에 따른 보건의료인 및 「보건의료기본법」 제3조 제4호에 따른 보건의료기관 등에 대한 지도·관리·육성과 국민보건 향상을 위한 지도·관리의 세부 사항은 다음 각 호와 같다. <개정 2018.12.18.>
1. 의료인 및 의료기관에 대한 지도 등에 관한 사항
2. 의료기사·보건의료정보관리사 및 안경사에 대한 지도 등에 관한 사항
3. 응급의료에 관한 사항
4. 「농어촌 등 보건의료를 위한 특별조치법」에 따른 공중보건의사, 보건진료 전담공무원 및 보건진료소에 대한 지도 등에 관한 사항
5. 약사에 관한 사항과 마약·향정신성의약품의 관리에 관한 사항
6. 공중위생 및 식품위생에 관한 사항
③ 법 제11조 제2항에서 "대통령령으로 정하는 업무"란 난임시술 주사제 투약에 관한 지원 및 정보 제공을 말한다. <신설 2020.6.2.>

---

06 건강진단 정답 ①

❶ [O] 수시건강진단
⇨ 수시건강진단은 사업주가 특수건강진단 대상자 중 직업성 천식, 직업성 피부질환, 직업성 피부염, 기타 건강장해가 의심되는 증상을 보이거나 소견이 있는 근로자를 대상으로 사업주가 비용을 부담하여 특수건강진단의 실시여부와 관계없이 필요할 때마다 실시하는 건강진단이다.

② [X] 임시건강진단
⇨ 임시건강진단은 동일 부서 근로자, 동일 유해인자 노출근로자에게 유사한 질병의 자각, 타각 증상이 발생하는 경우에 질병의 발생 원인을 확인하기 위해 지방노동관서장의 명령으로 사업주가 비용을 부담하여 실시하는 건강진단이다.
③ [X] 특수건강진단
⇨ 특수건강진단은 특수건강진단 대상 업무 종사자, 법정 유해인자에 노출되는 근로자를 대상으로 사업주가 비용을 부담하여 실시하는 건강진단이다.
④ [X] 배치전 건강진단
⇨ 배치전 건강진단은 근로자가 특정 근무부서에 처음 배치되거나 재직 중인 근로자가 타부서로 재배치되기 전, 해당 부서에의 건강상 적성 여부를 평가하기 위해 특수건강진단 대상 업무 또는 법정 유해인자 노출 부서의 근로자를 대상으로 사업주가 비용부담하여 실시하는 건강진단이다.

---

07 산업재해의 원인 정답 ③

① [X] 석면폐증
⇨ 석면은 소화용제, 절연체, 내화직물 등에 쓰이는데, 석면폐증은 이를 다루는 근로자에게 잘 발생한다. 석면을 취급하는 작업에 4~5년 종사하면 폐포의 간질에 섬유가 증식한다.
② [X] 소음
⇨ 소음은 신체적으로 인간의 건강생활에 유해한 작용을 하는 음향이다.
❸ [O] 국소진동
⇨ 국소진동은 국소적으로 손과 발 등 특정 부위에 전파되는 진동이고 병타기, 착암기, 연마기, 자동 톱 등의 진동공구를 사용할 때 발생할 수 있다.
④ [X] 진폐증
⇨ 진폐증은 분진의 종류를 불문하고(무기성 혹은 유기성), 폐에 침착된 분진이 조직반응, 즉 병리적인 변화를 일으킨 상태이다.

---

08 학교 건강증진의 내용 정답 ②

① [X] 건강한 학교정책
⇨ 건강한 학교정책은 교육적 요구 촉진, 학교활동문서 작성, 실행이다.
❷ [O] 개인건강기술과 활동능력
⇨ 개인건강기술과 활동능력은 발달, 연령별 지식과 이해, 기술과 경험을 획득하여 스스로 건강증진활동 수행능력을 가진다.
③ [X] 학교의 사회적 환경
⇨ 학교의 사회적 환경은 교직원 간, 학생 간, 교직원과 학생 간, 부모, 지역사회와의 관계이다.
④ [X] 학교의 물리적 환경
⇨ 학교의 물리적 환경은 교내외 건물, 운동장, 시설, 감염병 방지시설, 급수시설, 공기정화 등이다.

09 　지역사회의 참여의 의미 　　정답 ②

① [×] 중앙에서 지시한 문제해결방안을 주민들 스스로 집행하여 평가하는 것
　⇨ 각 지역에서 해결해야 하는 문제의 해결방안을 주민들 스스로 평가할 때 주민이 참여하는 것이다.
❷ [○] 지역사회 문제발견, 사업계획수립, 집행, 평가에 주민이 참여하는 것
　⇨ 지역사회의 참여의 의미는 지역사회 문제발견, 사업계획수립, 집행, 평가에 주민이 참여하는 것이다.
③ [×] 지역 내의 문제해결에 있어 외부적 자원이 전혀 없이 주민 스스로 모든 문제를 이끌어가는 것
　⇨ 지역사회 참여는 지역사회의 일반 주민이 그 지역사회의 일반적 사항과 관련된 결정에 대해 권력을 행사하는 과정으로 정부의 정책결정에 영향을 미치려고 의도할 수 있다
④ [×] 이장, 면장 등 행정적인 대표자를 중심으로 주민들의 의견을 모아 상부에 전달하는 것
　⇨ 이장, 면장 등 행정적인 대표자를 중심으로 주민들의 의견을 모아 정부의 정책과 관련된 내용을 건의하고 실질적으로 정책결정에 참여한다.

10 　범이론적 변화단계모형 　　정답 ④

① [×] 금연을 할 수 있도록 금연에 대한 정보를 제공한다.
　⇨ 계획이전단계에 금연의 인식을 갖도록 하기 위해 금연에 대한 정보를 준다.
② [×] 변화된 행동을 유지할 수 있는 자신감을 갖도록 칭찬을 한다.
　⇨ 유지단계에는 변화된 행동을 유지할 수 있는 자신감을 갖도록 칭찬을 한다.
③ [×] 금연의 긍정적 부분을 강조하다.
　⇨ 계획단계에서는 금연의 긍정적 부분을 강조하여 만성 고민을 해결하기 위해 노력한다.
❹ [○] 금연클리닉 방문날짜를 예약하고, 금연실천계획을 세울 수 있도록 도와준다.
　⇨ 금연을 참여하기 위해 1개월 이내에 변화를 준비하는 단계로 금연 전문가와의 상담을 하여 금연클리닉 방문날짜를 예약하고 금연실천계획을 함께 변화 계획을 세운다.

11 　국제건강증진회의 　　정답 ②

① [×] 캐나다 오타와 국제회의
　⇨ WHO 제1차 국제건강증진회의는 1986년 11월 캐나다 오타와에서 개최되었다. 오타와 헌장에서의 건강증진 활동 영역 5가지가 있다.
　　• 건강한 공공정책 수립
　　• 건강지향적 환경조성
　　• 지역사회활동 강화
　　• 개인의 기술 개발
　　• 보건의료사업의 방향 재설정

❷ [○] 호주 아델레이드 국제회의
　⇨ 제2차 아델레이드 국제회의는 1988년에 개최되었다.
③ [×] 스웨덴 선드볼 국제회의
　⇨ 제3차 선드볼 국제회의는 1991년에 개최되었다. 건강증진 활동 영역 중 건강지향적 환경조성 강조하였다.
④ [×] 멕시코 멕시코시티 국제회의
　⇨ 제5차 멕시코시티 국제회의는 2000년에 개최되었다.
　　• 건강을 위한 사회적 책임 증진
　　• 건강 증진 및 보건개발을 위한 투자 증대
　　• 지역사회 능력 증가와 개인 역량의 개발 강화
　　• 건강증진을 위한 보건사업 및 제휴의 확대
　　• 건강증진을 위한 인프라 구축
　　• 보건의료체계와 서비스의 재정비

12 　인구구조 유형 　　정답 ②

① [×] 별형
　⇨ 별형은 생산연령의 인구비율이 높은 도시형 인구구조이다. 15~49세 인구가 전체 인구의 50%를 차지한다.
❷ [○] 종형
　⇨ 종형은 출생률과 사망률이 낮은 인구구조이다. 선진국형이라고도 하며 0~14세 인구가 50세 이상 인구의 2배와 같다.
③ [×] 호로형
　⇨ 호로형은 생산연령 인구 유출이 큰 농촌형 인구구조이다. 15~49세 인구가 전체 인구의 50% 미만이다.
④ [×] 항아리형
　⇨ 항아리형은 출생률이 사망률보다 낮아져 인구가 감퇴되는 현상을 보이는 인구구조이다. 0~14세 인구가 50세 이상 인구의 2배가 되지 않는다.

13 　비례사망지수 　　정답 ②

① [×] 비례사망률
　⇨ 비례사망률은 전체 사망자 중 특정 원인에 의해 사망한 사람들의 백분율(%)이다.
❷ [○] 비례사망지수
　⇨ 비례사망지수는 어떤 연도의 사망자수 중 50세 이상의 사망자수의 비율이다.
③ [×] 사인별 특수사망률
　⇨ 사인별 특수사망률은 어떤 연도 중에 연앙인구 100,000명에 대하여 그 연도 중 특정 사인으로 사망한 사람의 비율이다.
④ [×] 조사망률
　⇨ 조사망률은 1년 동안 추정 중앙인구의 인구 1,000명당 발생한 사망자수로 표시되는 비율이다.

14 영아사망률 값 정답 ①

❶ [O] 합계출산율
  ⇨ 합계출산율은 한 여성이 평생 동안 평균 몇 명의 자녀를 출산하는가를 나타낸다.
② [×] 재생산율
  ⇨ 재생산율은 한 여성이 평생 동안 평균 몇 명의 여자아이를 출산하는가를 나타낸다.
③ [×] 순재생산율
  ⇨ 순재생산율은 일생 동안 출산한 여아의 수 가운데 출산가능 연령에 도달한 생존여자의 수만을 나타낸 것으로 가임기간 동안 일생에 여아를 몇 명 출산하였는가를 나타낸다(어머니의 사망률 고려).
④ [×] 조출생률
  ⇨ 조출생률(보통출생률, 일반출생률)은 특정 인구집단의 출산수준을 나타내는 기본적인 지표로서 특정 1년간의 총출생아 수를 해당 연도의 연앙인구로 나눈 수치를 1,000분비로 나타낸 수치이다.

15 감각기능의 노화현상 정답 ③

① [×] 혈액 공급이 감소한다.
  ⇨ 순환기계 기능 저하로 혈액 공급이 감소한다.
② [×] 호흡근의 근력이 증가한다.
  ⇨ 호흡기계 기능 저하로 호흡근의 근력 저하와 최대환기량이 감소한다.
❸ [O] 안구운동 속도가 감소한다.
  ⇨ 감각기능의 저하로 안구운동 속도가 감소한다.
④ [×] 근육량이 감소한다.
  ⇨ 근골격계 기능의 저하로 근육량이 감소한다.

16 중세기 특징 정답 ①

❶ [O] 검역이 시작되었다.
  ⇨ 중세기
② [×] 사회보장법이 제정되었다.
  ⇨ 현대기
③ [×] 피넬(Pinel)이 정신병원 수용자들을 해방시켰다.
  ⇨ 근세기
④ [×] 히포크라테스(Hippocrates)는 체액병리설을 주장하였다.
  ⇨ 고대기

17 특이도 정답 ③

❸ [O] 64.3
  ⇨ 450/700*100=64.3

📄 **민감도, 특이도, 예측도**

1. 민감도(감수성): 확진된 검사방법을 가진 질병에 걸린 환자를 환자로 확인할 수 있는 능력
2. 특이도: 질병에 걸리지 않은 사람을 환자가 아닌 것으로 확인할 수 있는 능력
3. 예측도: 검사결과 양성인 사람들 중 질병자수 또는 검사결과 음성인 사람들 중 건강한 사람의 수의 비율
 • 양성예측도: 질병에 대해 양성으로 판정받은 사람 중에 실제 양성으로 판정될 확률
 • 음성예측도: 질병에 대해 음성으로 판정받은 사람 중에 실제 음성으로 판정될 확률

18 절족동물 매개체와 질병 정답 ③

① [×] 페스트 – 이
  ⇨ 페스트의 매개체는 쥐벼룩이다.
② [×] 발진티푸스 – 쥐
  ⇨ 발진티푸스의 매개체는 이이다.
❸ [O] 말라리아 – 모기
  ⇨ 말라리아의 매개체는 모기이다.
④ [×] 쯔쯔가무시 – 돼지
  ⇨ 쯔쯔가무시의 매개체는 털진드기이다.

19 1차 자료 정답 ④

① [O] 지역지도자로부터 받은 정보
  ⇨ 1차 자료이다.
② [O] 건강행태설문지를 분석한 자료
  ⇨ 1차 자료이다.
③ [O] 마을행사에 참여하여 관찰한 내용
  ⇨ 1차 자료이다.
❹ [×] 군청 홈페이지의 마을 관련 통계자료
  ⇨ 2차 자료이다.

20 감압병의 증상 정답 ②

❷ [O] 질소–감압병

📄 **질소(N2)**

1. 공기 중의 약 78% 차지
2. 불활성 기체로 정상 기압에서는 인체에 영향을 미치지 않으나 고압이나 감압 환경에서 인체에 치명적인 영향을 미칠 수 있다.
3. 잠함병: 감압병, 고압에서 저압으로 갑자기 감압할 때 체액 중 용해되어 있는 질소가 기체로 변하면서 기포를 형성하여 모세혈관에 혈전을 일으켜서 발생하는 현상으로 동통과 중추신경증상이 나타남

▶ 정답   p. 48

01	②	Ⅵ	06	③	Ⅴ	11	③	Ⅱ	16	④	Ⅷ
02	③	Ⅷ	07	①	Ⅵ	12	④	Ⅱ	17	②	Ⅳ
03	④	Ⅳ	08	②	Ⅷ	13	④	Ⅶ	18	①	Ⅳ
04	②	Ⅱ	09	①	Ⅶ	14	②	Ⅳ	19	①	Ⅳ
05	②	Ⅶ	10	②	Ⅶ	15	②	Ⅲ	20	④	Ⅱ

▶ 취약 단원 분석표

단원	맞힌 답의 개수
Ⅰ	/ 0
Ⅱ	/ 4
Ⅲ	/ 1
Ⅳ	/ 5
Ⅴ	/ 1
Ⅵ	/ 2
Ⅶ	/ 4
Ⅷ	/ 3
TOTAL	/ 20

Ⅰ 공중보건학 / Ⅱ 역학과 질병관리 / Ⅲ 보건통계 / Ⅳ 환경보건 / Ⅴ 식품위생과 영양 / Ⅵ 보건행정과 보건의료체계 관리 / Ⅶ 분야별 보건관리 / Ⅷ 생애주기별 보건관리

---

01   세계보건기구가 정한 건강도시의 조건   정답 ②

❷ [×] 모든 시민에 대한 임상 중심 전문의 치료 서비스의 최적화
⇨ 세계보건기구가 정한 건강도시의 조건에 해당하지 않는다.

📄 **건강도시 네트워크에 가입하기 위한 필수조건[세계보건기구(WHO)]**

• 깨끗하고 안전하며, 질(Quality) 높은 도시의 물리적 환경
• 안정되고, 장기적으로 지속가능한 생태계
• 계층 간, 부문 간 강한 상호 지원체계와 착취하지 않는 지역사회
• 개개인의 삶, 건강 및 복지에 영향을 미치는 문제에 대한 시민의 높은 참여와 통제
• 모든 시민을 위한 기본적 요구(음식, 물, 주거, 소득, 안전, 직장) 등의 충족
• 시민들 간의 다양한 만남, 상호작용 및 의사소통을 가능하게 하는 기회와 자원에 대한 접근성
• 다양하고 활기 넘치며, 혁신적인 도시 경제
• 역사, 문화 및 생물학적 유산 혹은 지역사회 내 모임들과 개인과의 연계를 도모
• 모든 시민에 대한 적절한 공중보건 및 치료 서비스의 최적화
• 높은 수준의 건강과 낮은 수준의 질병 발생
• 이상의 요건들이 서로 양립할 뿐만 아니라 더불어 이 요소들을 증진시키는 도시 형태

---

02   유년부양비   정답 ③

❸ [○] 33.3
⇨ 유년부양비는 0~14세 인구/15~64세 인구 × 100으로 산정한다. 즉, 200/600 × 100 = 33.3이다.

---

03   침전법   정답 ④

① [×] 오존을 물에 투입한다.
⇨ 오존방법보다는 급속여과방법을 적용해야 한다.
② [×] 액체염소를 물에 투입한다.
⇨ 액체염소보다는 황산알루미늄을 물에 투입한다.
③ [×] 모래와 두꺼운 돌 사이에 물을 천천히 유입시킨다.
⇨ 모래와 두꺼운 돌 사이에 물을 천천히 유입시키는 것은 보통 여과법으로, 시간이 많이 걸린다.
❹ [○] 황산알루미늄을 물에 투입한다.
⇨ 먹는 물의 탁도는 1NTU(Nephelometric Turbidity Unit)를 넘지 아니할 것이다. 탁도가 4도 이상인 경우는 오염이 심각한 수준이며 급속여과방법을 적용하기 위해 황산알루미늄을 물에 투입한다.

---

04   질병의 모형   정답 ②

① [×] 역삼각형 모형
⇨ 역삼각형 모형은 질병은 인간을 포함하는 생태계 각 구성요소들 간의 상호작용의 결과가 인간에게 나타난 것으로 보고 병인(Agent), 숙주요인(Host Factors), 환경요인(Enviromental Factors)으로 구성된다고 설명하였다.
❷ [○] 거미줄 모형
⇨ 거미줄 모형은 질병이 어느 한 가지 원인에 의해 발생하는 것이 아니라 여러 가지 원인이 서로 연관되어 있고 반드시 선행하는 요소가 거미줄처럼 복잡하게 얽혀 어떤 질병이 발생된다는 모형이다.
③ [×] 수레바퀴 모형
⇨ 수레바퀴 모형은 인간을 둘러싼 생물학적·화학적·물리학적·사회적 환경이 질병 발생에 영향을 미친다.
④ [×] 생태학적 모형
⇨ 생태학적 모형은 질병이란 인간을 포함한 생태계 여러 구성요소 간의 상호작용의 결과로 인간에게 나타난 현상으로 세 요인을 중심으로 질병 발생기전을 설명할 때 감염병 역학모형이나 역학적 삼각모형을 들 수 있다.

05 시범 정답 ②

① [×] 강의
⇨ 강의는 교육자가 학습자에게 학습내용의 전달에 초점을 두는 전통적인 교육 방법으로 지식의 일방적 주입 방법이다. 경제적이지만 교육자가 학습자의 학습진행 정도를 인지하기 어렵다.
❷ [○] 시범
⇨ 시범은 보건교육에 가장 많이 사용되는 방법으로 이론적인 설명만으로 교육이 부족한 경우 교육자가 학습시키고자 하는 실제 장면을 만들어 지도하는 교육방법으로 현실적으로 교육내용을 실천 가능하게 하는 효과적인 방법이다
③ [×] 포럼
⇨ 포럼은 사회자의 진행 하에 2명 이상의 전문가와 여러 구성원이 제시된 과제에 대하여 공개적으로 토의하는 방법으로 세미나, 심포지엄, 패널토의와 비슷하다.
④ [×] 상담
⇨ 상담은 상담자가 도움을 필요로 하는 피상담자에게 전문적인 지식을 가지고 현실적이며 합리적이고 효율적인 행동양식을 증진시키거나 의사결정을 내릴 수 있도록 도와주는 방법으로 집단교육보다 효과가 높다.

06 식중독 정답 ③

❸ [×] 겨울철 급성 위장염을 유발하고 영하 20℃ 이하에도 장시간 생존 가능하다.
⇨ 겨울철 급성 위장염을 유발하고 영하 20℃ 이하에도 장시간 생존 가능한 것은 노로바이러스이다.

📄 **노로바이러스 식중독**

1. 감염원: 오염된 과일이나 채소, 굴, 조개류 등을 통해 감염
2. 겨울철 급성 위장염을 유발(영하 20℃ 이하에도 장시간 생존 가능)
3. 잠복기: 24~48시간 후
4. 증상: 구토, 설사, 복통, 위와 장염의 염증 유발
5. 60℃, 30분 가열해도 멸균되지 않고 감염자의 입을 통해 전염
6. 예방: 식품 조리 시 85℃ 이상에서 1분 이상 가열, 채소나 과일 등은 흐르는 물에 20초 이상 씻는다. 환자의 분변 및 토사물 관리, 환자 발생지역의 오염방지 및 환경위생관리가 필요

07 포괄수가제의 특징 정답 ①

❶ [○] 질병군별로 미리 책정된 일정액의 진료비를 지급하는 제도이다.
⇨ 충수절제술은 포괄수가제를 적용할 수 있다. 포괄수가제는 질병군별로 미리 책정된 일정액의 진료비를 지급하는 제도이다
② [×] 충분 양의 의료서비스가 제공된다.
⇨ 행위별 수가제는 충분 양의 의료서비스가 제공된다.
③ [×] 매월 정해진 환자를 진료한다.
⇨ 인두제는 매월 정해진 환자를 진료한다.
④ [×] 항목별로 진료비가 정해진 제도이다.
⇨ 행위별 수가제는 항목별로 진료비가 정해진 제도이다.

08 알파 인덱스 정답 ②

① [×] 알파 인덱스는 1보다 커야 보건수준이 좋은 것이다.
⇨ 알파 인덱스가 1보다 크면 보건수준이 나쁜 것이다.
❷ [○] 알파 인덱스는 영아사망률과 관련이 있어 보건상태를 알려주는 보건지표이다.
⇨ 알파 인덱스는 영아사망에 대한 예방대책의 필요여부를 알려주는 지표이다.
③ [×] 알파 인덱스가 1보다 작으면 건강한 국가이다.
⇨ 알파 인덱스가 1에 가까우면 영아 사망이 대부분 신생아 사망이므로 그 지역의 건강상태가 높은 것을 의미한다.
④ [×] 알파 인덱스는 영아사망수와 주산기사망률과 관계가 있다.
⇨ 알파 인덱스는 같은 해의 영아사망수가 신생아사망수보다 얼마나 큰가를 나타낸다.

09 건강진단의 종류 정답 ①

❶ [○] 임시건강진단
⇨ 임시건강진단은 산업장에서 질병의 발생 원인을 확인하기 위해 지방노동관서장의 명령으로 사업주가 비용을 부담하여 실시하는 건강진단이다.
② [×] 특수건강진단
⇨ 특수건강진단은 특수건강진단 대상 업무 종사자, 법정 유해인자에 노출되는 근로자를 대상으로 사업주가 비용을 부담하여 실시하는 건강진단이다.
③ [×] 수시건강진단
⇨ 수시건강진단은 사업주가 특수건강진단 대상자 중 직업성 천식, 직업성 피부질환, 직업성 피부염, 기타 건강장해가 의심되는 증상을 보이거나 소견이 있는 근로자를 대상으로 사업주의 비용부담으로 특수건강진단의 실시여부와 관계 없이 필요할 때마다 실시하는 건강진단이다.
④ [×] 일반건강진단
⇨ 일반건강진단은 상시 근로자의 건강관리를 위하여 사업주가 주기적으로 질병의 조기발견, 적절한 사후관리, 신속한 치료, 근로자의 건강 유지·보호 등을 목적으로 실시하는 건강진단이다.

10 초등학교 감염병 발생 시 절차 정답 ②

① [×] 휴교조치
⇨ 휴교조치는 시·도 교육감, 시·군·구 교육장이 실시한다.
❷ [○] 보건소장에게 신고
⇨ 감염병이 발생하면 즉시 보건소장에게 신고하고 교육청에 보고한다.
③ [×] 질병의 예방
⇨ 「학교보건법」 제14조에 따라 감독청의 장은 감염병 예방과 학교의 보건에 필요하면 해당 학교의 휴업을 명할 수 있으며, 학교의 장은 필요할 때에 휴업할 수 있다.

④ [X] 치료 및 예방조치
⇨ 「학교보건법」제11조에 따라 치료 및 예방조치는 건강검사 결과 질병에 감염되었거나 감염될 우려가 있는 학생에 대하여 질병의 치료 및 예방에 필요한 조치를 하여야 한다.

11 교차비 정답 ③

❸ [O] 4
⇨ 교차비(OR)는 특정 질병이 있는 집단에서 위험요인에 폭로된 사람과 그렇지 않은 사람의 비/특정 질병이 없는 집단에서 위험요인에 폭로된 사람과 그렇지 않은 사람의 비로 산정한다. 즉, 교차비 = AD/BC이고, 400 × 400/200 × 200 = 4이다.

12 법정감염병 정답 ④

① [X] 결핵, 수두, 홍역
⇨ 결핵, 수두, 홍역은 제2급 감염병이다.
② [X] 유행성 이하선염, 성홍열, 임질
⇨ 유행성 이하선염, 성홍열은 제2급 감염병이고, 임질은 제4급 감염병이다.
③ [X] 인플루엔자, 결핵, 야토병
⇨ 인플루엔자는 제4급 감염병, 결핵은 제2급 감염병, 야토병은 제1급 감염병이다.
❹ [O] 신종감염병증후군, 중증급성호흡기증후군(SARS), 중동호흡기증후군(MERS)
⇨ 신종감염병증후군, 중증급성호흡기증후군(SARS), 중동호흡기증후군(MERS)은 제1급 감염병이다.

13 토의 방법 정답 ④

① [X] 배심토의(panel discussion)
⇨ 배심토의(Panel discussion)는 어떤 주제에 상반되는 견해를 가진 전문가 4~7명이 사회자의 안내에 따라 토의를 진행하는 방법이다.
② [X] 심포지엄(symposium)
⇨ 심포지엄(symposium)은 동일한 주제에 대해 전문적인 지식을 가진 연사 2~5명을 초청하여 각자 10~15분씩 의견을 발표하도록 한 후, 발표내용을 중심으로 사회자가 청중을 공개토론 형식으로 참여시키는 교육방법이다.
③ [X] 집단토의(group discussion)
⇨ 집단토의(group discussion)은 참가자들이 특정 주제에 대하여 자유롭게 상호 의견을 교환하고 결론을 내리는 방법이다.
❹ [O] 브레인스토밍(brainstorming)
⇨ 일정한 주제나 특별한 문제 해결을 위해 여러 사람이 모여 자유 발언을 통하여 갑자기 떠오르는 생각을 정리하여 논리화하는 방법으로 아이디어를 내어 어떠한 계획을 세우거나 창조적인 아이디어가 필요할 때 사용되는 방법으로 '팝콘회의'라고도 한다.

14 근로기준법: 근로시간 정답 ②

❷ [X] 1일 8시간 근무이기 때문에 사용자는 근로시간이 4시간인 경우는 휴게 시간이 없다.

> 「근로기준법」제50조 【근로시간】① 1주간의 근로시간은 휴게시간을 제외하고 40시간을 초과할 수 없다.
> ② 1일의 근로시간은 휴게시간을 제외하고 8시간을 초과할 수 없다.
> ③ 제1항 및 제2항에 따라 근로시간을 산정하는 경우 작업을 위하여 근로자가 사용자의 지휘·감독 아래에 있는 대기시간 등은 근로시간으로 본다. <신설 2012.2.1, 2020.5.26>
> 제54조 【휴게】① 사용자는 근로시간이 4시간인 경우에는 30분 이상, 8시간인 경우에는 1시간 이상의 휴게시간을 근로시간 도중에 주어야 한다.
> ② 휴게시간은 근로자가 자유롭게 이용할 수 있다.
> 제55조 【휴일】① 사용자는 근로자에게 1주에 평균 1회 이상의 유급 휴일을 보장하여야 한다. <개정 2018.3.20>
> ② 사용자는 근로자에게 대통령령으로 정하는 휴일을 유급으로 보장하여야 한다. 다만, 근로자대표와 서면으로 합의한 경우 특정한 근로일로 대체할 수 있다.

15 전수조사와 표본조사 정답 ②

① [X] 비용, 시간, 노력 등의 경제적 효과가 있다.
⇨ 전수보다는 대표성이 있는 표본을 대상으로 조사하는 표본조사는 비용, 시간, 노력 등의 경제적 효과가 있다.
❷ [O] 심도 있는 조사는 불가능하다.
⇨ 전수보다는 표본조사가 자료처리와 분석이 쉽고 심도있는 조사가 가능하다.
③ [X] 적절히 추출된 표본은 모집단을 대표할 수 있다.
⇨ 전수조사와 달리 표본조사는 적절히 추출된 표본은 모집단을 대표할 수 있다.
④ [X] 표본오차는 수학적으로 추정이 가능하다.
⇨ 표본조사는 대표성 있는 표본을 대상으로 통계 분석하는 것이다. 표본오차는 수학적으로 추정이 가능하다.

16 장기요양급여 정답 ④

❹ [X] 65세 미만의 노인성 질병이 없는 일반 장애인
⇨ 장애인 활동 지원 제도는 만 6세 이상, 만 65세 미만의 장애인을 대상으로 하고 있다. 따라서, 만 65세 이상의 장애인은 장애인 활동 지원이 아닌 노인 장기요양보험의 장기요양 급여 서비스를 받아야 한다.

17 1차 오염물질 정답 ②

가. [O] NH₃
다. [O] CO₂
나. [×] PAN
라. [×] O₃
⇨ 가. 암모니아(NH_3), 다. 이산화탄소(CO_2)는 1차 오염물질이고, 나. PAN, 라. 오존(O_3)는 2차 오염물질이다.

18 불연속점 염소처리법 정답 ①

❶ [O] 불연속점 이상으로 염소량을 주입하여 유리잔류염소가 검출되도록 하는 방법
⇨ 불연속점 염소처리법은 불연속점 이상으로 염소량을 주입하여 유리잔류염소가 검출되도록 염소를 주입하는 방법이다.
② [×] 불연속점 이하로 오존을 주입하여 염소로 인한 강한 냄새를 적게 하는 방법
⇨ 불연속점 이상으로 염소량을 주입한다.
③ [×] 수질과 관계없이 일정한 비율 이하의 염소를 주입하는 방법
⇨ 불연속점 이상으로 염소량을 주입하여 상수의 유리잔류염소의 규정은 수도전(수도꼭지)에서 0.1mg/L 이상을 유지하도록 되어 있으나(결합잔류염소는 0.4mg/L), 병원 미생물에 오염되었거나 오염될 우려가 있을 때에는 0.4mg/L(결합형은 1.8mg/L) 이상을 유지하도록 규정하고 있다.
④ [×] 불연속점이 되도록만 염소를 주입하고 결합잔류염소는 검출되지 않도록 하는 방법
⇨ 불연속점이 이상으로 염소량을 주입하고 유리잔류염소는 검출되도록 하는 방법이다.

19 일산화탄소의 영향 정답 ①

❶ [O] 헤모글로빈과 결합하여 산소결핍증을 일으킨다.
⇨ 일산화탄소는 헤모글로빈과 결합하여 산소결핍증을 일으킨다.
② [×] 체액 및 지방조직에 기포를 형성한다.
⇨ 질소는 체액 및 지방조직에 기포를 형성한다.
③ [×] 헤모글로빈과 결합하여 산소중독을 일으킨다.
⇨ 일산화탄소는 헤모글로빈과 결합하여 산소결핍현상을 일으킨다.
④ [×] 일산화탄소는 독성이 없으므로 인체에 무해하다.
⇨ 일산화탄소는 맹독성으로 인체에 치명적이다.

20 리케치아 정답 ④

❹ [×] 폴리오
⇨ 발진티푸스, 쯔쯔가무시병, 록키산 홍반열은 리케치아가 일으키는 질병으로 옳다. 폴리오는 이에 해당하지 않는다.

🗒 리케치아

리케치아는 세균보다 작고 살아 있는 세포 안에서만 기생하여 세균과 구분된다. 리케치아가 일으키는 질병으로는 발진티푸스, 발진열, 쯔쯔가무시병, 록키산 홍반열, Q열 등이 있다.

❯ 정답   p. 52

01	④	II	06	①	VII	11	②	IV	16	③	II
02	①	VIII	07	③	V	12	④	IV	17	②	VII
03	②	II	08	④	II	13	①	I	18	④	IV
04	③	II	09	③	II	14	②	VIII	19	②	VII
05	④	IV	10	②	I	15	④	VI	20	④	VI

❯ 취약 단원 분석표

단원	맞힌 답의 개수
I	/ 2
II	/ 6
III	/ 0
IV	/ 4
V	/ 1
VI	/ 2
VII	/ 3
VIII	/ 2
TOTAL	/ 20

I 공중보건학 / II 역학과 질병관리 / III 보건통계 / IV 환경보건 / V 식품위생과 영양 / VI 보건행정과 보건의료체계 관리 / VII 분야별 보건관리 / VIII 생애주기별 보건관리

---

01   면역의 종류   정답 ④

① [X] 자연능동면역
➡ 자연능동면역은 자연상태에서 일어나는 감염, 즉 불현성 감염, 현성 감염, 빈번한 접촉을 통하여 얻어지는 저항성이다.
② [X] 인공능동면역
➡ 인공능동면역은 예방접종과 같이 인공적으로 감염물질을 접종하여 얻는 면역이다.
③ [X] 자연수동면역
➡ 자연수동면역은 태반이나 초유를 통해 분비되는 면역항체를 신생아가 섭취함으로써 획득한다.
❹ [O] 인공수동면역
➡ 인공수동면역은 회복기 환자혈청, 면역혈청으로 획득한다.

02   영유아의 필수예방접종 시기   정답 ①

❶ [O] 결핵
➡ 결핵은 출생 후 1개월 이내 예방접종해야 한다(2·4·6개월, 1년 후 추가).
② [X] 수두
➡ 1년 내, 6~12세 사이 2회 추가
③ [X] DPT(디프테리아, 백일해, 파상풍)
➡ 생후 12~15개월에 1회 예방접종해야 한다(2·4·6개월, 15~18개월, 4~6세, 11~12세).
④ [X] 인플루엔자
➡ 인플루엔자는 매년 접종해야 한다(6개월, 18개월 후 추가).

03   기생충 종류   정답 ②

① [X] 회충
➡ 회충은 인체의 선충류 중 가장 크고, 살색을 띠며, 원주상이며, 양끝이 뾰족하고, 셀로판후층도말법과 포르말린 – 에테르 침전집란법의 이용하여 진단한다.
❷ [O] 요충
➡ 요충은 건조한 환경에서 장기간 생존하기 때문에 집단 감염이 잘 되는 기생충이고, 진단방법은 셀로판테이프를 사용하여 아침 일찍 배변하기 전에 항문 주위에 붙어 있는 충란을 묻혀내어 현미경으로 보아 충란의 유무를 검사하는 것이다.
③ [X] 구충
➡ 구충은 입 부위에 흡착기를 가지고 있어 장의 점막에 붙어 흡혈하는 특징이 있다.
④ [X] 말레이사상충
➡ 말레이사상충은 야간 출혈성이므로 오후 9시에서 오전 2시 사이에 말초혈액도말 검사를 통해 김사(Giemsa)염색이나 라이트(Wright's)염색 또는 워커(Walker's)염색을 하여 검경하거나 만성기에는 침범 부위의 바로 몸쪽 림프절에서 생검으로 진단할 수 있다.

04   연관성의 특이성   정답 ③

① [X] 연관성의 강도
➡ 연관성의 강도는 관찰을 통해 확인된 관련성의 크기가 클수록 인과성의 가능성이 높아진다는 것이다.
② [X] 연관성의 일관성
➡ 연관성의 일관성은 다른 대상이나 지역에서 같은 요인에 노출된 경우 같은 발병 결과를 보이는 것이다
❸ [O] 연관성의 특이성
➡ 연관성의 특이성은 한 요인이 다른 여러 질병과 동시에 관련성이 있는 것으로 보인다면 인과성이 불투명할 수 있다는 것이다.

④ [×] 시간적 선후관계
　⇨ 시간적 선후관계는 원인으로 간주되는 요인에 대한 노출은 질병 발생보다 반드시 선행하여 존재하여야 하며 이는 인과성이 충족되기 위한 가장 기본적 요소이다.

① [×] 우리나라에서 발생하기 쉬운 계절은 겨울이다.
　⇨ 런던스모그는 우리나라의 경우, 12월, 1월의 이른 아침에 발생하기 쉽다. 계절로는 겨울이다.
② [×] 방사선 역전현상이 나타난다.
　⇨ 런던스모그는 방사선 역전현상이 나타난다.
③ [×] 주된 성분에는 아황산가스와 입자상 물질인 매연 등이 있다.
　⇨ 런던스모그는 주된 성분에는 아황산가스와 입자상 물질인 매연 등이 있다.
❹ [○] 석유류 연소물의 오존층 파괴로 인한 태양열 투과량 증가에 따른 광화학 반응으로 생성된다.
　⇨ 석유류 연소물의 오존층 파괴로 인한 태양열 투과량 증가에 따른 광화학 반응으로 생성되는 것은 로스엔젤레스형 스모그이다.

❶ [○] 파킨슨증후군과 비슷하게 사지에 이상을 일으켜 보행장애를 발생시킨다.
　⇨ 고농도 망간에 노출된 경우에는 과민성, 부적절한 감정, 망상 또는 환상 등 정신증상을 동반(망간정신병)하고 파킨슨증후군과 비슷하게 사지에 이상을 일으켜 보행장애가 발생한다.
② [×] 흡입 시 위장관계통 증상, 복통, 설사 등을 일으키고, 만성 중독 시 폐기종, 콩팥장애, 단백뇨 등을 일으킨다.
　⇨ 카드뮴 중독은 정련가공, 도금작업, 합금제조, 합성 수지, 안료, 반도체, 보석 등과 관련된 산업장에서 주로 발생한다. 카드뮴의 흡입 시 위장관계통 증상, 복통, 설사 등이 발생하고, 만성 중독 시 폐기종, 콩팥장애, 단백뇨 등이 발생한다.
③ [×] 적혈구와 백혈구 수의 감소(조혈장애) 등을 일으킨다.
　⇨ 벤젠은 석탄의 건류 또는 타르(tar) 염색의 원료로 쓰이는 용제로 독성이 강하다. 적혈구와 백혈구 수의 감소(조혈장애) 등을 일으킨다.
④ [×] 빈혈, 염기성 과립적혈구수의 증가를 일으키고, 소변에서 코프로폴피린(corproporphyrin)이 검출된다.
　⇨ 빈혈, 염기성 과립적혈구수의 증가, 소변 중의 코프로폴피린(corproporphyrin) 검출은 납 중독의 특징이다.

① [○] 증상으로는 심한 고열이 특징이다.
　⇨ 살모넬라 식중독의 주증상은 심한 고열이다.

② [○] 부적절하게 가열된 동물성 단백질 식품이 원인이다.
　⇨ 살모넬라 식중독은 부적절하게 가열된 동물성 단백질 식품이 원인이다.
❸ [×] 식품 섭취 후 3시간 이내 복통이 발생하는 식중독이다.
　⇨ 포도상구균식중독은 식품 섭취 후 3시간 이내 복통이 발생하는 식중독이다.
④ [○] 감염원은 쥐, 파리, 바퀴벌레 등이다.
　⇨ 살모넬라 식중독의 감염원은 쥐, 파리, 바퀴벌레 등이다.

❹ [○] 특이도는 낮아지고 민감도는 높아진다.
　⇨ 판정 기준을 낮추면 100mmHg라는 기준 자체가 모두 당뇨 정상군에 해당이 되기 때문에 질병이 아닌 사람을 아니라고 측정해내는 것의 특이도는 낮아진다. 또한 민감도는 질병이 있는 사람을 검사결과 질병이 있는 것으로 측정해내는 것이라 120mmHg에서 당뇨진단의 기준을 더 민감하게 100mmHg로 낮추다보니 진단을 받을 수 있는 대상자가 많아지는 셈이다. 그래서 민감도는 높아지게 되는 것이다.

① [×] 비교위험도(Relative risk)
　⇨ 비교위험도(Relative risk)는 코호트 연구에 사용되고 대규모 대상자를 중심으로 직접비교를 구할 수 있다.
② [×] 기여위험도(Attributable risk)
　⇨ 기여위험도(Attributable risk)는 위험요인에 폭로된 집단에서의 발생률에서 폭로되지 않은 집단에서의 질병 발생률을 뺀 것이다.
❸ [○] 유병률(Prevalence rate)
　⇨ 유병률(Prevalence rate)은 어떤 시점 또는 주어진 기간 동안 특정 인구집단에서 특정 질병을 가진 환자의 비율을 말한다.
④ [×] 교차비(odds ratio)
　⇨ 희귀한 질환을 대상으로 하는 연구는 환자-대조군 연구로 교차비(odds ratio)를 구할 수 있다.

① [×] 약전을 운영했다.
　⇨ 통일신라시대에 의료행정을 담당하는 기관인 약전을 운영했다.
❷ [○] 상약국에서 의약을 담당했다.
　⇨ 고려시대에는 상약국에서 의약을 담당했다.
③ [×] 내공봉의사와 승의가 있었다.
　⇨ 통일신라시대에는 왕실의 질병을 진료하는 시의인 내공봉의사와 당시의 명의인 승의가 있었다.
④ [×] 공봉의사제도가 있었다.
　⇨ 왕실의료를 담당하는 내공봉의사제도가 있었다.

11 멸균법   정답 ②

① [×] 초고온 순간멸균법
  ⇨ 초고온 순간멸균법은 멸균처리기간의 단축과 영양물질의 파괴를 줄이기 위하여 고안된 방법으로 우유는 135℃에서 2초간 처리한다.

❷ [○] 고압증기멸균
  ⇨ 고압증기멸균은 포자형성균의 멸균에 제일 좋은 방법으로 실험실이나 연구실에서 많이 사용되고, 초자기구, 의류, 고무제품, 자기류, 거즈 및 약액 등에 주로 사용된다.

③ [×] 저온살균법
  ⇨ 저온살균법은 고온처리가 부적합한 유제품, 알코올, 건조과실 등에 사용되는 방법으로, 주로 포자를 형성하지 않는 결핵균, 소유산균, 살모넬라균 등의 살균에 이용된다.

④ [×] 유통증기멸균법
  ⇨ 유통증기멸균법은 포자를 사멸시킬 수 없으므로 간헐멸균을 하는데, 간헐멸균은 1일 1회 100℃의 증기를 30분간 통과시켜 3일에 걸쳐 3회 실시한다.

12 링겔만 비탁표   정답 ④

① [○] 링겔만 비탁표의 매연농도는 6종로 구분된다.
  ⇨ 링겔만 비탁표의 굴뚝에서 배출하는 매연의 검은 정도를 비교하여 각각 0에서 5도까지 6종으로 분류한다.

② [○] 우리나라 링겔만 비탁표는 2도 이하여야 한다.
  ⇨ 우리나라 링겔만 비탁표 기준 매연은 모든 배출시설에서 2단계 구분 없이 링겔만 비탁표 2도 이하로 규정되어 있다.

❹ [×] 링겔만 비탁표는 0도(전백)에서 6도(전흑)로 구성되었다.
  ⇨ 매연농도 구분은 0도(전백)에서 5도(전흑)으로 1도 증가할 때마다 20%씩 흑선이 증가한다.

13 3차 예방   정답 ①

❶ [○] 건강증진
  ⇨ 1차 예방이다.

② [×] 건강검진
  ⇨ 2차 예방이다.

③ [×] 재활관리
  ⇨ 3차 예방이다.

④ [×] 급성감염병 관리
  ⇨ 2차 예방이다.

14 요양보험급여   정답 ②

① [×] 주·야간 보호
  ⇨ 주·야간 보호는 부득이한 사유로 가족의 보호를 받을 수 없는 심신이 허약한 노인과 장애노인을 주간 또는 야간 동안 보호시설에 입소시켜 필요한 각종 편의를 제공하여 이들의 생활안정과 심신기능의 유지·향상을 도모하고, 그 가족의 신체적·정신적 부담을 덜어주기 위한 서비스이다. 하루 중 일정시간 동안 장기요양기관에서 보호(목욕, 식사, 기본간호, 치매관리, 응급서비스 등 제공)한다.

❷ [○] 단기보호
  ⇨ 단기보호는 부득이한 사유로 가족의 보호를 받을 수 없어 일시적으로 보호가 필요한 심신이 허약한 노인과 장애노인을 보호시설에 단기간 입소시켜 보호함으로써 노인 및 노인가정의 복지증진을 도모하기 위한 서비스이다.

③ [×] 방문간호
  ⇨ 방문간호는 간호사 등이 의사, 한의사 또는 치과의사의 지시서에 따라 재가노인의 가정 등을 방문하여 간호, 진료의 보조, 요양에 관한 상담 또는 구강위생을 제공하는 서비스이다.

④ [×] 방문요양
  ⇨ 방문요양은 가정에서 일상생활을 영위하고 있는 노인으로서 신체적·정신적 장애로 어려움을 겪고 있는 노인에게 필요한 각종 편의를 제공하여 지역사회 안에서 건전하고 안정된 노후를 영위하도록 하는 서비스이다.

15 보건의료전달체계   정답 ④

① [×] 의료의 질적 수준 저하
  ⇨ 자유방임형은 의료의 질적 수준이 높다.

② [×] 개인의 의료선택 제한
  ⇨ 자유방임형은 개인의 의료선택에 제한이 없다.

③ [×] 의료인의 획일적 보상
  ⇨ 의료인은 행위별 수가제를 적용하여 의료행위마다 진료비가 측정된다. 획일적인 진료비 수가는 봉급제이다.

❹ [○] 의료자원의 지역 간 불균형
  ⇨ 의료시설 설치에 제약이 없으므로 농촌보다는 도시에 집중하고 있고, 많은 의료자원이 지역 간 불균형을 초래하여 의료서비스 형평성에 문제가 되고 있다.

16 역학조사의 단계   정답 ③

① [×] 설사 관리대책 수립
  ⇨ 설사 관리대책을 수립하는 것은 마지막 단계에서 실시한다.

② [×] 소독을 통한 방역활동
  ⇨ 소독을 통한 방역활동은 마지막 단계에서 실시한다.

❸ [○] 유행의 확인
  ⇨ 가장 먼저 유행을 확인하고 크기를 측정한다.

④ [×] 가설설정
  ⇨ 유행확인과 유행의 기술적 분석 다음 단계이다.

| **17** | 평가유형 | 정답 ② |

① [×] 구조평가
   ⇨ 구조평가는 프로그램 수행 전 자료의 강점이나 약점 또는 캠페인 전략의 강점 및 약점을 평가하기 위해서 실시한다.
❷ [○] 과정평가
   ⇨ 과정평가의 대상에는 교육프로그램에 사용된 여러 자료들, 제반 교육과정의 적절성과 난이성, 과정의 수, 각 과정의 시간적 길이, 참석자의 수, 대상자의 참여율 등이 포함될 수 있다.
③ [×] 결과평가
   ⇨ 결과평가는 프로그램의 궁극적인 목표, 결과에 대한 평가로 프로그램 투입집단의 생리학적 측정지표, 유병률, 사망률의 변동으로 측정한다.
④ [×] 성과평가
   ⇨ 결과평가는 프로그램의 궁극적인 목표, 결과에 대한 평가로 프로그램 투입집단의 생리학적 측정지표, 유병률, 사망률의 변동으로 측정한다.

| **18** | 대기질 상태 | 정답 ④ |

① [×] 미세먼지(PM-10)주의보는 평균농도가 $300\mu g/m^3$
   ⇨ 미세먼지주의보는 평균농도가 $150\mu g/m^3$일 때 발령한다.
② [×] 오존농도가 0.3ppm은 오존주의보
   ⇨ 오존농도가 0.3ppm일 때는 오존경보를 발령한다.
③ [×] 일산화탄소 1시간 평균치 25ppm 이상 유지
   ⇨ 일산화탄소 1시간 평균치 25ppm 이하를 유지해야 한다.
❹ [○] 황사는 미세먼지농도(PM 10) 기준으로 위기 경보 발령
   ⇨ 황사는 관심 – 주의 – 경계 – 심각단계로 구분하고 미세먼지농도(PM 10) 기준으로 위기 경보를 발령한다.

| **19** | 학교장의 의무 | 정답 ③ |

❸ [×] 질병있는 학생
   ⇨ 질병있는 학생의 치료비지원은 학교장의 의무가 아니다.

📋 **학교장의 의무**

학교 내에서 발생하는 모든 보건문제에 대한 책임은 학교장에게 있다.
1. 학교의 환경위생 및 식품위생의 유지, 관리
2. 학교환경보호구역의 관리
3. 건강검사의 실시
4. 학생건강증진계획의 수립, 시행
5. 건강검사기록
6. 감염병에 감염되었거나 감염된 것으로 의심되거나 감염될 우려가 있는 학생 및 교직원에 대해 등교 중지시킬 수 있다.
7. 학생 및 교직원의 보건관리
8. 보건교육
9. 예방접종 완료 여부 검사
10. 질병의 치료 및 예방조치
11. 학생 안전관리
12. 질병 예방과 휴교조치

📋 **「학교보건법 시행령」에 따른 학교보건 인력 배치기준**

학생의 건강관리를 강화하기 위하여 일정 규모 이상의 고등학교 이하 학교에는 2명 이상의 보건교사를 배치하도록 하는 등의 내용으로 「학교보건법」이 개정됨에 따라, 2명 이상의 보건교사를 배치해야 하는 학교를 36학급 이상의 고등학교 이하 학교로 정하는 등 법률에서 위임된 사항과 그 시행에 필요한 사항을 정하는 한편, 학교의 장이 학교의 특성을 고려하여 학교에 자율적으로 의사 및 약사를 둘 수 있도록 하기 위하여 학교에 두는 의사 및 약사의 구체적인 배치기준을 삭제하는 등 현행 제도의 운영상 나타난 일부 미비점을 개선·보완하려는 것이다.

| **20** | 보건진료전담공무원 | 정답 ④ |

보건진료전담공무원도 환자의 이송, 질병예방, 환경위생의 업무를 수행한다.
❹ [×] 정상분만이 어려운 경우 제왕절개 실시
   ⇨ 정상분만이 어려운 경우 제왕절개 실시하는 업무는 의사가 한다.

「농어촌 등 보건의료를 위한 특별조치법 시행령」 제14조 【보건진료 전담공무원의 업무】 ① 법 제19조에 따른 보건진료전담공무원의 의료행위의 범위는 다음 각 호와 같다.
1. 질병·부상상태를 판별하기 위한 진찰·검사
2. 환자의 이송
3. 외상 등 흔히 볼 수 있는 환자의 치료 및 응급 조치가 필요한 환자에 대한 응급처치
4. 질병·부상의 악화 방지를 위한 처치
5. 만성병 환자의 요양지도 및 관리
6. 정상분만 시의 분만 도움
7. 예방접종
8. 제1호부터 제7호까지의 의료행위에 따르는 의약품의 투여
② 보건진료 전담공무원은 제1항 각 호의 의료행위 외에 다음 각 호의 업무를 수행한다.
1. 환경위생 및 영양개선에 관한 업무
2. 질병예방에 관한 업무
3. 모자보건에 관한 업무
4. 주민의 건강에 관한 업무를 담당하는 사람에 대한 교육 및 지도에 관한 업무
5. 그 밖에 주민의 건강증진에 관한 업무
③ 보건진료 전담공무원은 제1항에 따른 의료행위를 할 때에는 보건복지부장관이 정하는 환자 진료지침에 따라야 한다.

⊙ 정답   p. 56

01	④	VII	06	①	VI	11	②	IV	16	①	VII
02	④	VII	07	②	IV	12	④	VII	17	③	VII
03	④	VI	08	④	IV	13	④	VII	18	④	II
04	④	VI	09	③	IV	14	④	VII	19	④	II
05	④	VI	10	①	IV	15	②	VII	20	①	II

⊙ 취약 단원 분석표

단원	맞힌 답의 개수
I	/ 0
II	/ 3
III	/ 0
IV	/ 5
V	/ 0
VI	/ 4
VII	/ 8
VIII	/ 0
TOTAL	/ 20

I 공중보건학 / II 역학과 질병관리 / III 보건통계 / IV 환경보건 / V 식품위생과 영양 / VI 보건행정과 보건의료체계 관리 / VII 분야별 보건관리 / VIII 생애주기별 보건관리

01   보험급여의 종류   정답 ④

❹ [O] 요양급여, 휴업급여, 장례비
⇨ 「산업재해보상법」 제36조에 따른 보험급여의 종류에는 요양급여, 휴업급여, 장해급여, 간병급여, 유족급여, 상병보상연금, 장례비, 직업재활급여가 있다. 즉, 재가급여는 포함되어 있지 않다.

> 「산업재해보상법」 제36조【보험급여의 종류와 산정 기준 등】① 보험급여의 종류는 다음 각 호와 같다. 다만, 진폐에 따른 보험급여의 종류는 제1호의 요양급여, 제4호의 간병급여, 제7호의 장례비, 제8호의 직업재활급여, 제91조의3에 따른 진폐보상연금 및 제91조의4에 따른 진폐유족연금으로 한다.
> 1. 요양급여
> 2. 휴업급여
> 3. 장해급여
> 4. 간병급여
> 5. 유족급여
> 6. 상병(傷病)보상연금
> 7. 장례비
> 8. 직업재활급여

02   업무상 사고 재해의 인정 기준   정답 ④

❹ [X] 직장 내 괴롭힘, 고객의 폭언 등으로 인한 업무상 정신적 스트레스가 원인이 되어 발생한 질병
⇨ 「산업재해보상법」에 따른 업무상 사고재해의 인정기준에 해당하지 않는다.

> 「산업재해보상법」 제37조【업무상의 재해의 인정 기준】① 근로자가 다음 각 호의 어느 하나에 해당하는 사유로 부상·질병 또는 장해가 발생하거나 사망하면 업무상의 재해로 본다. 다만, 업무와 재해 사이에 상당인과관계(相當因果關係)가 없는 경우에는 그러하지 아니하다.

> 1. 업무상 사고
> 가. 근로자가 근로계약에 따른 업무나 그에 따르는 행위를 하던 중 발생한 사고
> 나. 사업주가 제공한 시설물 등을 이용하던 중 그 시설물 등의 결함이나 관리소홀로 발생한 사고
> 다. 삭제
> 라. 사업주가 주관하거나 사업주의 지시에 따라 참여한 행사나 행사준비 중에 발생한 사고
> 마. 휴게시간 중 사업주의 지배관리하에 있다고 볼 수 있는 행위로 발생한 사고
> 바. 그 밖에 업무와 관련하여 발생한 사고
> 2. 업무상 질병
> 가. 업무수행 과정에서 물리적 인자(因子), 화학물질, 분진, 병원체, 신체에 부담을 주는 업무 등 근로자의 건강에 장해를 일으킬 수 있는 요인을 취급하거나 그에 노출되어 발생한 질병
> 나. 업무상 부상이 원인이 되어 발생한 질병
> 다. 「근로기준법」 제76조의2에 따른 직장 내 괴롭힘, 고객의 폭언 등으로 인한 업무상 정신적 스트레스가 원인이 되어 발생한 질병
> 라. 그 밖에 업무와 관련하여 발생한 질병
> 3. 출퇴근 재해
> 가. 사업주가 제공한 교통수단이나 그에 준하는 교통수단을 이용하는 등 사업주의 지배관리하에서 출퇴근하는 중 발생한 사고
> 나. 그 밖에 통상적인 경로와 방법으로 출퇴근하는 중 발생한 사고
> ② 근로자의 고의·자해행위나 범죄행위 또는 그것이 원인이 되어 발생한 부상·질병·장해 또는 사망은 업무상의 재해로 보지 아니한다. 다만, 그 부상·질병·장해 또는 사망이 정상적인 인식능력 등이 뚜렷하게 낮아진 상태에서 한 행위로 발생한 경우로서 대통령령으로 정하는 사유가 있으면 업무상의 재해로 본다.
> ③ 제1항 제3호 나목의 사고 중에서 출퇴근 경로 일탈 또는 중단이 있는 경우에는 해당 일탈 또는 중단 중의 사고 및 그 후의 이동 중의 사고에 대하여는 출퇴근 재해로 보지 아니한다. 다만, 일탈 또는 중단이 일상생활에 필요한 행위로서 대통령령으로 정하는 사유가 있는 경우에는 출퇴근 재해로 본다.
> ④ 출퇴근 경로와 방법이 일정하지 아니한 직종으로 대통령령으로 정하는 경우에는 제1항 제3호 나목에 따른 출퇴근 재해를 적용하지 아니한다.
> ⑤ 업무상의 재해의 구체적인 인정 기준은 대통령령으로 정한다.

03 제1차 의료급여기관 정답 ④

❹ [×] 요양병원

「의료급여법」제9조【의료급여기관】① 의료급여는 다음 각 호의 의료급여기관에서 실시한다. 이 경우 보건복지부장관은 공익상 또는 국가시책상 의료급여기관으로 적합하지 아니하다고 인정할 때에는 대통령령으로 정하는 바에 따라 의료급여기관에서 제외할 수 있다.
1. 「의료법」에 따라 개설된 의료기관
2. 「지역보건법」에 따라 설치된 보건소·보건의료원 및 보건지소
3. 「농어촌 등 보건의료를 위한 특별조치법」에 따라 설치된 보건진료소
4. 「약사법」에 따라 개설등록된 약국 및 같은 법 제91조에 따라 설립된 한국희귀·필수의약품센터
② 의료급여기관은 다음 각 호와 같이 구분하되, 의료급여기관별 진료범위는 보건복지부령으로 정한다.
1. 제1차 의료급여기관
   가. 「의료법」제33조 제3항에 따라 개설신고를 한 의료기관
   나. 제1항 제2호부터 제4호까지의 규정에 따른 의료급여기관
2. 제2차 의료급여기관: 「의료법」제33조 제4항 전단에 따라 개설허가를 받은 의료기관
3. 제3차 의료급여기관: 제2차 의료급여기관 중에서 보건복지부장관이 지정하는 의료기관

04 건강보험급여의 종류 정답 ①

❶ [×] 간병

「국민건강보험법」제41조【요양급여】① 가입자와 피부양자의 질병, 부상, 출산 등에 대하여 다음 각 호의 요양급여를 실시한다.
1. 진찰·검사
2. 약제(藥劑)·치료재료의 지급
3. 처치·수술 및 그 밖의 치료
4. 예방·재활
5. 입원
6. 간호
7. 이송(移送)

05 상급종합병원에서의 1단계 요양급여 정답 ④

❹ [×] 당해 요양기관에서 근무하는 가입자의 배우자

「국민건강보험 요양급여의 기준에 관한 규칙」제2조【요양급여의 절차】① 요양급여는 1단계 요양급여와 2단계 요양급여로 구분하며, 가입자 또는 피부양자(이하 "가입자 등"이라 한다)는 1단계 요양급여를 받은 후 2단계 요양급여를 받아야 한다.
② 제1항의 규정에 의한 1단계 요양급여는 「의료법」제3조의4에 따른 상급종합병원(이하 "상급종합병원"이라 한다)을 제외한 요양기관에서 받는 요양급여(건강진단 또는 건강검진을 포함한다)를 말하며, 2단계 요양급여는 상급종합병원에서 받는 요양급여를 말한다.
③ 제1항 및 제2항의 규정에 불구하고 가입자 등이 다음 각 호의 1에 해당하는 경우에는 상급종합병원에서 1단계 요양급여를 받을 수 있다.
1. 「응급의료에 관한 법률」제2조 제1호에 해당하는 응급환자인 경우
2. 분만의 경우
3. 치과에서 요양급여를 받는 경우
4. 「장애인복지법」제32조에 따른 등록 장애인 또는 단순물리치료가 아닌 작업치료·운동치료 등의 재활치료가 필요하다고 인정되는 자가 재활의학과에서 요양급여를 받는 경우
5. 가정의학과에서 요양급여를 받는 경우
6. 당해 요양기관에서 근무하는 가입자가 요양급여를 받는 경우
7. 혈우병환자가 요양급여를 받는 경우
④ 가입자 등이 상급종합병원에서 2단계 요양급여를 받고자 하는 때에는 상급종합병원에서의 요양급여가 필요하다는 의사소견이 기재된 건강진단·건강검진결과서 또는 별지 제4호 서식의 요양급여의뢰서를 건강보험증 또는 신분증명서(주민등록증, 운전면허증 및 여권을 말한다. 이하 같다)와 함께 제출하여야 한다.

06 보건소의 기능 정답 ①

❶ [×] 국가 및 지방자치단체는 신체활동장려에 관한 사업 계획을 수립·시행하여야 한다.

「지역보건법」제11조【보건소의 기능 및 업무】① 보건소는 해당 지방자치단체의 관할 구역에서 다음 각 호의 기능 및 업무를 수행한다.
1. 건강 친화적인 지역사회 여건의 조성
2. 지역보건의료정책의 기획, 조사·연구 및 평가
3. 보건의료인 및 「보건의료기본법」제3조 제4호에 따른 보건의료기관 등에 대한 지도·관리·육성과 국민보건 향상을 위한 지도·관리
4. 보건의료 관련기관·단체, 학교, 직장 등과의 협력체계 구축
5. 지역주민의 건강증진 및 질병예방·관리를 위한 다음 각 목의 지역보건의료서비스의 제공
   가. 국민건강증진·구강건강·영양관리사업 및 보건교육
   나. 감염병의 예방 및 관리
   다. 모성과 영유아의 건강유지·증진
   라. 여성·노인·장애인 등 보건의료 취약계층의 건강유지·증진
   마. 정신건강증진 및 생명존중에 관한 사항
   바. 지역주민에 대한 진료, 건강검진 및 만성질환 등의 질병관리에 관한 사항
   사. 가정 및 사회복지시설 등을 방문하여 행하는 보건의료 및 건강관리사업
   아. 난임의 예방 및 관리
「지역보건법시행령」제9조【보건소의 기능 및 업무의 세부 사항】①법 제11조 제1항 제2호에 따른 지역보건의료정책의 기획, 조사·연구 및 평가의 세부 사항은 다음 각 호와 같다.
1. 지역보건의료계획 등 보건의료 및 건강증진에 관한 중장기 계획 및 실행계획의 수립·시행 및 평가에 관한 사항
2. 지역사회 건강실태조사 등 보건의료 및 건강증진에 관한 조사·연구에 관한 사항
3. 보건에 관한 실험 또는 검사에 관한 사항
② 법 제11조 제1항 제3호에 따른 보건의료인 및 「보건의료기본법」제3조 제4호에 따른 보건의료기관 등에 대한 지도·관리·육성과 국민보건 향상을 위한 지도·관리의 세부사항은 다음 각 호와 같다.
1. 의료인 및 의료기관에 대한 지도 등에 관한 사항
2. 의료기사·보건의료정보관리사 및 안경사에 대한 지도 등에 관한 사항
3. 응급의료에 관한 사항
4. 「농어촌 등 보건의료를 위한 특별조치법」에 따른 공중보건의사, 보건진료전담공무원 및 보건진료소에 대한 지도 등에 관한 사항
5. 약사에 관한 사항과 마약·향정신성의약품의 관리에 관한 사항
6. 공중위생 및 식품위생에 관한 사항
③ 법 제11조 제2항에서 "대통령령으로 정하는 업무"란 난임시술 주사제 투약에 관한 지원 및 정보 제공을 말한다.

1,4-다이옥세인	0.05 이하
포름알데히드	0.5 이하
헥사클로로벤젠	0.00004 이하

07 대기환경기준 정답 ②

❷ [×] 일산화탄소는 연간 평균치 9ppm 이하
⇨ 일산화탄소에 대한 연간 평균치 기준은 없다.

「환경정책기본법 시행령」에 따른 대기환경기준

항목	기준
아황산가스(SO2)	연간 평균치 0.02ppm 이하
	24시간 평균치 0.05ppm 이하
	1시간 평균치 0.15ppm 이하
일산화탄소(CO)	8시간 평균치 9ppm 이하
	1시간 평균치 25ppm 이하
이산화질소(NO2)	연간 평균치 0.03ppm 이하
	24시간 평균치 0.06ppm 이하
	1시간 평균치 0.10ppm 이하
미세먼지(PM-10)	연간 평균치 50μg/㎥ 이하
	24시간 평균치 100μg/㎥ 이하
초미세먼지(PM-2.5)	연간 평균치 15μg/㎥ 이하
	24시간 평균치 35μg/㎥ 이하
오존(O3)	8시간 평균치 0.06ppm 이하
	1시간 평균치 0.1ppm 이하
납(Pb)	연간 평균치 0.5μg/㎥ 이하
벤젠	연간 평균치 5μg/㎥ 이하

08 하천 수질 및 수생태계 환경기준 정답 ④

❹ [×] 포름알데히드는 불검출되어야 한다.
⇨ 포름알데히드의 기준값은 0.5 이하이다.

「환경정책기본법 시행령」에 따른 수질 및 수생태계 환경기준

항목	기준값(mg/L)
카드뮴(Cd)	0.005 이하
비소(As)	0.05 이하
시안(CN)	검출되어서는 안 됨
수은(Hg)	
유기인	
폴리클로리네이티드비페닐(PCB)	
납(Pb)	0.05 이하
6가 크롬(Cr6+)	0.05 이하
음이온 계면활성제(ABS)	0.5 이하
사염화탄소	0.004 이하
1,2-디클로로에탄	0.03 이하
테트라클로로에틸렌(PCE)	0.04 이하
디클로로메탄	0.02 이하
벤젠	0.01 이하
클로로포름	0.08 이하
디에틸헥실프탈레이트(DEHP)	0.008 이하
안티몬	0.02 이하

09 하천 수질의 생활환경기준의 요인 정답 ③

❸ [×] 암모니아 농도

「환경정책기본법 시행령」 별표 1에 따른 환경기준 (제2조 관련)
3. 수질 및 수생태계
　가. 하천
　　2) 생활환경기준
　　　• 수소이온농도(pH)
　　　• 생물화학적산소요구량(BOD)(mg/L)
　　　• 화학적산소요구량(COD)(mg/L)
　　　• 총유기탄소량(TOC)(mg/L)
　　　• 부유물질량(SS)(mg/L)
　　　• 용존산소량(DO)(mg/L)
　　　• 총인(total phosphorus)(mg/L)
　　　• 대장균군(군수/100mL): 총대장균군, 분원성, 대장균군

10 링겔만 매연 농도표 정답 ①

❶ [O] 1도

링겔만 매연 농도표(Ringlmann smoke scale)

1. 적용범위
　이 시험방법은 굴뚝 등에서 배출되는 매연을 링겔만 매연농도표(Ringelmenn Smoke Chart)에 의해 비교·측정하는 시험방법에 대하여 규정한다.
2. 링겔만 매연농도(Ringelmenn Smoke Chart)법
　보통 가로14cm 세로 20cm의 백상지에 각각 0, 1.0, 2.3, 3.7, 5.5mm 전폭의 격자형 흑선(格子型黑線)을 그려 백상지의 흑선부분이 전체의 0%, 20%, 40%, 60%, 80%, 100%를 차지하도록 하여 이 흑선과 굴뚝에서 배출하는 매연의 검은 정도를 비교하여 각각 0에서 5도까지 6종으로 분류한다.
3. 측정방법
　될 수 있는 한 무풍(無風)일 때 연돌구(煙突口)배경의 검은 장해물을 피해 연기의 흐름에 직각인 위치에 태양광선을 측면으로 받는 방향으로 부터 농도표를 측정치의 앞 16m에 놓고 200m 이내(가능하면 연돌구에서 16m)의 적당한 위치에 서서 연도배출구에서 30~45cm 떨어진 곳의 농도를 측정자의 눈높이의 수직이 되게 관측·비교한다.
4. 매연은 모든 배출시설에서 2단계 구분 없이 링겔만 비탁표 2도 이하로 규정되어 있다.

11   건강상 유해영향 무기물질에 관한 기준   정답 ②

❷ [X] 불소는 0.5mg/L를 넘지 아니할 것
⇨ 불소는 1.5mg/L을 넘지 아니해야 한다.

┌───┐
「먹는 물 수질기준 및 검사 등에 관한 규칙」 별표 1에 따른 건강상 유해영향 무기물질에 관한 기준
  가. 납은 0.01mg/L를 넘지 아니할 것
  나. 불소는 1.5mg/L(샘물·먹는 샘물 및 염지하수·먹는 염지하수의 경우에는 2.0mg/L)를 넘지 아니할 것
  다. 비소는 0.01mg/L(샘물·염지하수의 경우에는 0.05mg/L)를 넘지 아니할 것
  라. 셀레늄은 0.01mg/L(염지하수의 경우에는 0.05mg/L)를 넘지 아니할 것
  마. 수은은 0.001mg/L를 넘지 아니할 것
  바. 시안은 0.01mg/L를 넘지 아니할 것
  사. 크롬은 0.05mg/L를 넘지 아니할 것
  아. 암모니아성 질소는 0.5mg/L를 넘지 아니할 것
  자. 질산성 질소는 10mg/L를 넘지 아니할 것
  차. 카드뮴은 0.005mg/L를 넘지 아니할 것
  카. 붕소는 1.0mg/L를 넘지 아니할 것(염지하수의 경우에는 적용하지 아니한다)
└───┘

12   장애의 종류 및 기준   정답 ④

❹ [X] 호흡기장애인은 심장의 기능부전으로 인한 호흡곤란 등의 장애로 일상생활에 상당한 제약을 받는 사람
⇨ 심장장애인에 대한 설명이다.

┌───┐
「장애인복지법 시행령」 별표 1에 따른 장애의 종류 및 기준에 따른 장애인 (제2조 관련)
  1. 지체장애인(肢體障碍人)
    가. 한 팔, 한 다리 또는 몸통의 기능에 영속적인 장애가 있는 사람
    나. 한 손의 엄지손가락을 지골(指骨: 손가락 뼈) 관절 이상의 부위에서 잃은 사람 또는 한 손의 둘째 손가락을 포함한 두 개 이상의 손가락을 모두 제1지골 관절 이상의 부위에서 잃은 사람
    다. 한 다리를 가로발목뼈관절(lisfranc joint) 이상의 부위에서 잃은 사람
    라. 두 발의 발가락을 모두 잃은 사람
    마. 한 손의 엄지손가락 기능을 잃은 사람 또는 한 손의 둘째 손가락을 포함한 손가락 두 개 이상의 기능을 잃은 사람
    바. 왜소증으로 키가 심하게 작거나 척추에 현저한 변형 또는 기형이 있는 사람
    사. 지체(肢體)에 위 각 목의 어느 하나에 해당하는 장애정도 이상의 장애가 있다고 인정되는 사람
  2. 뇌병변장애인(腦病變障碍人)
    뇌성마비, 외상성 뇌손상, 뇌졸중(腦卒中) 등 뇌의 기질적 병변으로 인하여 발생한 신체적 장애로 보행이나 일상생활의 동작 등에 상당한 제약을 받는 사람
  3. 시각장애인(視覺障碍人)
    가. 나쁜 눈의 시력(공인된 시력표에 따라 측정된 교정시력을 말한다. 이하 같다)이 0.02 이하인 사람
    나. 좋은 눈의 시력이 0.2 이하인 사람
    다. 두 눈의 시야가 각각 주시점에서 10도 이하로 남은 사람
    라. 두 눈의 시야 2분의 1 이상을 잃은 사람
    마. 두 눈의 중심 시야에서 20도 이내에 겹보임[복시(複視)]이 있는 사람
  4. 청각장애인(聽覺障碍人)
    가. 두 귀의 청력 손실이 각각 60데시벨(dB) 이상인 사람
    나. 한 귀의 청력 손실이 80데시벨 이상, 다른 귀의 청력 손실이 40데시벨 이상인 사람
    다. 두 귀에 들리는 보통 말소리의 명료도가 50퍼센트 이하인 사람
    라. 평형 기능에 상당한 장애가 있는 사람
  5. 언어장애인(言語障碍人)
    음성 기능이나 언어 기능에 영속적으로 상당한 장애가 있는 사람
  6. 지적장애인(知的障碍人)
    정신 발육이 항구적으로 지체되어 지적 능력의 발달이 불충분하거나 불완전하고 자신의 일을 처리하는 것과 사회생활에 적응하는 것이 상당히 곤란한 사람
  7. 자폐성장애인(自閉性障碍人)
    소아기 자폐증, 비전형적 자폐증에 따른 언어·신체표현·자기조절·사회적응 기능 및 능력의 장애로 인하여 일상생활이나 사회생활에 상당한 제약을 받아 다른 사람의 도움이 필요한 사람
  8. 정신장애인(精神障碍人)
    다음 각 목의 장애·질환에 따른 감정조절·행동·사고 기능 및 능력의 장애로 일상생활이나 사회생활에 상당한 제약을 받아 다른 사람의 도움이 필요한 사람
    가. 지속적인 양극성 정동장애(情動障碍, 여러 현실 상황에서 부적절한 정서 반응을 보이는 장애), 조현병, 조현정동장애(調絃情動障碍) 및 재발성 우울장애
    나. 지속적인 치료에도 호전되지 않는 강박장애, 뇌의 신경학적 손상으로 인한 기질성 정신장애, 투렛장애(Tourette's disorder) 및 기면증
  9. 신장장애인(腎臟障碍人)
    신장의 기능장애로 인하여 혈액투석이나 복막투석을 지속적으로 받아야 하거나 신장기능의 영속적인 장애로 인하여 일상생활에 상당한 제약을 받는 사람
  10. 심장장애인(心臟障碍人)
    심장의 기능부전으로 인한 호흡곤란 등의 장애로 일상생활에 상당한 제약을 받는 사람
  11. 호흡기장애인(呼吸器障碍人)
    폐나 기관지 등 호흡기관의 만성적 기능부전으로 인한 호흡기능의 장애로 일상생활에 상당한 제약을 받는 사람
  12. 간장애인(肝障碍人)
    간의 만성적 기능부전과 그에 따른 합병증 등으로 인한 간기능의 장애로 일상생활에 상당한 제약을 받는 사람
  13. 안면장애인(顔面障碍人)
    안면 부위의 변형이나 기형으로 사회생활에 상당한 제약을 받는 사람
  14. 장루·요루장애인(腸瘻·尿瘻障碍人)
    배변기능이나 배뇨기능의 장애로 인하여 장루(腸瘻) 또는 요루(尿瘻)를 시술하여 일상생활에 상당한 제약을 받는 사람
  15. 뇌전증장애인(腦電症障碍人)
    뇌전증에 의한 뇌신경세포의 장애로 인하여 일상생활이나 사회생활에 상당한 제약을 받아 다른 사람의 도움이 필요한 사람
└───┘

13 　장애의 분류체계 　　　　　　　　　　정답 ④

❹ [×] 정신적 장애

📄 **WHO가 제시한 장애의 분류체계**

1. **기능 장애**
   유전, 사고 또는 질병 등에 의해 심리적, 생리적 또는 해부학적 구조나 기능의 손실 또는 이상을 의미하는 기관 차원의 장해

2. **능력 장애**
   기능 장애가 장기간에 걸쳐 지속된다고 의학적으로 판단될 때 사용되는 장애로 정상적으로 수행하는 능력의 제한이나 결여를 의미하는 개인 차원의 장애

3. **사회적 장애**
   기능 장애나 능력 장애로 인해 사회적 역할의 수행이 제한되거나 불가능한 사회적 차원에서의 불리함

14 　여성과 연소 근로자의 건강을 보호하기 위한 규제 내용　정답 ④

❹ [×] 사용자는 임신 중 여성은 사용할 수 없으나 1년 미만인 산후 여성을 사용할 수 있다.

「근로기준법」 제64조【최저 연령과 취직인허증】① 15세 미만인 사람(「초·중등교육법」에 따른 중학교에 재학 중인 18세 미만인 사람을 포함한다)은 근로자로 사용하지 못한다. 다만, 대통령령으로 정하는 기준에 따라 고용노동부장관이 발급한 취직인허증(就職認許證)을 지닌 사람은 근로자로 사용할 수 있다.

제65조【사용 금지】① 사용자는 임신 중이거나 산후 1년이 지나지 아니한 여성(이하 "임산부"라 한다)과 18세 미만자를 도덕상 또는 보건상 유해·위험한 사업에 사용하지 못한다.
② 사용자는 임산부가 아닌 18세 이상의 여성을 제1항에 따른 보건상 유해·위험한 사업 중 임신 또는 출산에 관한 기능에 유해·위험한 사업에 사용하지 못한다.

제69조【근로시간】15세 이상 18세 미만인 사람의 근로시간은 1일에 7시간, 1주에 35시간을 초과하지 못한다. 다만, 당사자 사이의 합의에 따라 1일에 1시간, 1주에 5시간을 한도로 연장할 수 있다

제70조【야간근로와 휴일근로의 제한】① 사용자는 18세 이상의 여성을 오후 10시부터 오전 6시까지의 시간 및 휴일에 근로시키려면 그 근로자의 동의를 받아야 한다.
② 사용자는 임산부와 18세 미만자를 오후 10시부터 오전 6시까지의 시간 및 휴일에 근로시키지 못한다. 다만, 다음 각 호의 어느 하나에 해당하는 경우로서 고용노동부장관의 인가를 받으면 그러하지 아니하다.
　1. 18세 미만자의 동의가 있는 경우
　2. 산후 1년이 지나지 아니한 여성의 동의가 있는 경우
　3. 임신 중의 여성이 명시적으로 청구하는 경우
③ 사용자는 제2항의 경우 고용노동부장관의 인가를 받기 전에 근로자의 건강 및 모성 보호를 위하여 그 시행 여부와 방법 등에 관하여 그 사업 또는 사업장의 근로자대표와 성실하게 협의하여야 한다.

15 　「근로기준법」 　　　　　　　　　　　정답 ②

❷ [×] 사용자는 임신 중인 여성 근로자가 인공임신중절수술의 경험 등 휴가를 청구하는 경우 휴가를 주어야 한다.
　⇨ 사용자는 임신 중인 여성이 유산 또는 사산한 경우로서 그 근로자가 청구하면 대통령령으로 정하는 바에 따라 유산·사산 휴가를 주어야 한다. 다만, 인공임신중절수술(「모자보건법」 제14조 제1항에 따른 경우는 제외한다)에 따른 유산의 경우는 그러하지 아니하다.

「근로기준법」 제74조【임산부의 보호】① 사용자는 임신 중의 여성에게 출산 전과 출산 후를 통하여 90일(한 번에 둘 이상 자녀를 임신한 경우에는 120일)의 출산전후휴가를 주어야 한다. 이 경우 휴가 기간의 배정은 출산 후에 45일(한 번에 둘 이상 자녀를 임신한 경우에는 60일) 이상이 되어야 한다.
② 사용자는 임신 중인 여성 근로자가 유산의 경험 등 대통령령으로 정하는 사유로 제1항의 휴가를 청구하는 경우 출산 전 어느 때 라도 휴가를 나누어 사용할 수 있도록 하여야 한다. 이 경우 출산 후의 휴가 기간은 연속하여 45일(한 번에 둘 이상 자녀를 임신한 경우에는 60일) 이상이 되어야 한다.
③ 사용자는 임신 중인 여성이 유산 또는 사산한 경우로서 그 근로자가 청구하면 대통령령으로 정하는 바에 따라 유산·사산 휴가를 주어야 한다. 다만, 인공임신중절수술(「모자보건법」 제14조 제1항에 따른 경우는 제외한다)에 따른 유산의 경우는 그러하지 아니하다.
④ 제1항부터 제3항까지의 규정에 따른 휴가 중 최초 60일(한 번에 둘 이상 자녀를 임신한 경우에는 75일)은 유급으로 한다. 다만, 「남녀고용평등과 일·가정 양립 지원에 관한 법률」 제18조에 따라 출산전후휴가급여 등이 지급된 경우에는 그 금액의 한도에서 지급의 책임을 면한다.
⑤ 사용자는 임신 중의 여성 근로자에게 시간외근로를 하게 하여서는 아니 되며, 그 근로자의 요구가 있는 경우에는 쉬운 종류의 근로로 전환하여야 한다.
⑥ 사업주는 제1항에 따른 출산전후휴가 종료 후에는 휴가 전과 동일한 업무 또는 동등한 수준의 임금을 지급하는 직무에 복귀시켜야 한다.
⑦ 사용자는 임신 후 12주 이내 또는 36주 이후에 있는 여성 근로자가 1일 2시간의 근로시간 단축을 신청하는 경우 이를 허용하여야 한다. 다만, 1일 근로시간이 8시간 미만인 근로자에 대하여는 1일 근로시간이 6시간이 되도록 근로시간 단축을 허용할 수 있다.
⑧ 사용자는 제7항에 따른 근로시간 단축을 이유로 해당 근로자의 임금을 삭감하여서는 아니 된다.
⑨ 사용자는 임신 중인 여성 근로자가 1일 소정근로시간을 유지하면서 업무의 시작 및 종료 시각의 변경을 신청하는 경우 이를 허용하여야 한다. 다만, 정상적인 사업 운영에 중대한 지장을 초래하는 경우 등 대통령령으로 정하는 경우에는 그러하지 아니하다.
⑩ 제7항에 따른 근로시간 단축의 신청방법 및 절차, 제9항에 따른 업무의 시작 및 종료 시각 변경의 신청방법 및 절차 등에 관하여 필요한 사항은 대통령령으로 정한다.

「조문체계도 버튼연혁 관련 규제 버튼」 제74조의2【태아검진 시간의 허용 등】① 사용자는 임신한 여성근로자가 「모자보건법」 제10조에 따른 임산부 정기건강진단을 받는데 필요한 시간을 청구하는 경우 이를 허용하여 주어야 한다.
② 사용자는 제1항에 따른 건강진단 시간을 이유로 그 근로자의 임금을 삭감하여서는 아니 된다.

제75조【육아 시간】생후 1년 미만의 유아(乳兒)를 가진 여성 근로자가 청구하면 1일 2회 각각 30분 이상의 유급 수유 시간을 주어야 한다.

16   근로시간   정답 ①

❶ [×] 1주 최대 52시간을 초과하지 않는다.

> 「학교보건법 시행규칙」 제50조 【근로시간】 ① 1주간의 근로시간은 휴게시간을 제외하고 40시간을 초과할 수 없다.
> ② 1일의 근로시간은 휴게시간을 제외하고 8시간을 초과할 수 없다.
> 제53조 【연장근로의 제한】 ① 당사자 간에 합의하면 1주간에 12시간을 한도로 제50조의 근로시간을 연장할 수 있다.
> 제54조 【휴게】 ① 사용자는 근로시간이 4시간인 경우에는 30분 이상, 8시간인 경우에는 1시간 이상의 휴게시간을 근로시간 도중에 주어야 한다.
> ② 휴게시간은 근로자가 자유롭게 이용할 수 있다.
> 제55조 【휴일】 ① 사용자는 근로자에게 1주에 평균 1회 이상의 유급 휴일을 보장하여야 한다.
> ② 사용자는 근로자에게 대통령령으로 정하는 휴일을 유급으로 보장하여야 한다. 다만, 근로자대표와 서면으로 합의한 경우 특정한 근로일로 대체할 수 있다.

17   학교환경위생기준   정답 ③

❸ [×] 공기에 이산화탄소는 0.05ppm 이하를 유지할 것

> 「학교보건법 시행규칙」 [별표 4의2] 공기 질 등의 유지·관리기준(제3조 제1항 제3호의2 관련)

오염물질 항목	기준(이하)	적용 시설	비고
가. 미세먼지	35㎍/㎥	교사 및 급식시설	직경 2.5㎛ 이하 먼지
	75㎍/㎥	교사 및 급식시설	직경 10㎛ 이하 먼지
	150㎍/㎥	체육관 및 강당	직경 10㎛ 이하 먼지
나. 이산화탄소	1,000ppm	교사 및 급식시설	해당 교사 및 급식시설이 기계 환기장치를 이용하여 주된 환기를 하는 경우 1,500ppm이하
다. 폼알데하이드	80㎍/㎥	교사, 기숙사(건축 후 3년이 지나지 않은 기숙사로 한정한다) 및 급식시설	건축에는 증축 및 개축 포함
라. 총부유세균	800CFU/㎥	교사 및 급식시설	–
마. 낙하세균	10CFU/실	보건실 및 급식시설	
바. 일산화탄소	10ppm	개별 난방 교실 및 도로변 교실	난방 교실은 직접 연소 방식의 난방 교실로 한정
사. 이산화질소	0.05ppm	개별 난방 교실 및 도로변 교실	난방 교실은 직접 연소 방식의 난방 교실로 한정
아. 라돈	148Bq/㎥	기숙사(건축 후 3년이 지나지 않은 기숙사로 한정한다), 1층 및 지하의 교사	건축에는 증축 및 개축 포함
자. 총휘발성유기화합물	400㎍/㎥	건축한 때부터 3년이 경과되지 아니한 학교	건축에는 증축 및 개축 포함
차. 석면	0.01개/cc	「석면안전관리법」 제22조 제1항 후단에 따른 석면건축물에 해당하는 학교	–
카. 오존	0.06ppm	교무실 및 행정실	적용 시설 내에 오존을 발생시키는 사무기기(복사기 등)가 있는 경우로 한정
타. 진드기	100마리/㎥	보건실	–
파. 벤젠	30㎍/㎥	건축 후 3년이 지나지 않은 기숙사	건축에는 증축 및 개축 포함
하. 톨루엔	1,000㎍/㎥	건축 후 3년이 지나지 않은 기숙사	건축에는 증축 및 개축 포함
거. 에틸벤젠	360㎍/㎥	건축 후 3년이 지나지 않은 기숙사	건축에는 증축 및 개축 포함
너. 자일렌	700㎍/㎥	건축 후 3년이 지나지 않은 기숙사	건축에는 증축 및 개축 포함
더. 스티렌	300㎍/㎥	건축 후 3년이 지나지 않은 기숙사	건축에는 증축 및 개축 포함

18   세계보건기구 감시대상 감염병   정답 ④

❹ [×] 후천성 면역결핍증

> 「질병관리청장이 지정하는 감염병의 종류 고시」
> 3. 「감염병의 예방 및 관리에 관한 법률」 제2조 제8호에 따른 세계보건기구 감시대상 감염병의 종류는 다음 각 목과 같다.
> 가. 두창
> 나. 폴리오
> 다. 신종인플루엔자
> 라. 중증급성호흡기증후군(SARS)
> 마. 콜레라
> 바. 폐렴형 페스트
> 사. 황열
> 아. 바이러스성 출혈열
> 자. 웨스트나일열

19 감염병전문병원에서 입원치료를 받아야 하는 감염 정답 ④

❹ [×] 디프테리아

「질병관리청장이 지정하는 감염병의 종류 고시」
8. 「감염병의 예방 및 관리에 관한 법률」 제41조 제1항에 따른 감염병관리기관, 감염병전문병원 및 감염병관리시설을 갖춘 의료기관에서 입원치료를 받아야 하는 감염병의 종류는 다음 각 목과 같다.
가. 결핵
나. 홍역
다. 콜레라
라. 장티푸스
마. 파라티푸스
바. 세균성 이질
사. 장출혈성 대장균감염증
아. A형 간염
자. 폴리오
차. 수막구균 감염증
카. 성홍열

20 인수공통감염병 신고 정답 ①

❶ [○] 질병관리청장

「감염병의 예방 및 관리에 관한 법률」 제14조 【인수공통감염병의 통보】 ① 「가축전염병예방법」 제11조 제1항 제2호에 따라 신고를 받은 국립가축방역기관장, 신고대상 가축의 소재지를 관할하는 시장·군수·구청장 또는 시·도 가축방역기관의 장은 같은 법에 따른 가축전염병 중 다음 각 호의 어느 하나에 해당하는 감염병의 경우에는 즉시 질병관리청장에게 통보하여야 한다.
1. 탄저
2. 고병원성조류인플루엔자
3. 광견병
4. 그 밖에 대통령령으로 정하는 인수공통감염병

「가축전염병예방법」 제11조 【죽거나 병든 가축의 신고】 ① 다음 각 호의 어느 하나에 해당하는 가축(이하 "신고대상 가축"이라 한다)의 소유자 등, 신고대상 가축에 대하여 사육계약을 체결한 축산계열화사업자, 신고대상 가축을 진단하거나 검안(檢案)한 수의사, 신고대상 가축을 조사하거나 연구한 대학·연구소 등의 연구책임자 또는 신고대상 가축의 소유자 등의 농장을 방문한 동물약품 또는 사료 판매자는 신고대상 가축을 발견하였을 때에는 농림축산식품부령으로 정하는 바에 따라 지체 없이 국립가축방역기관장, 신고대상 가축의 소재지를 관할하는 시장·군수·구청장 또는 시·도 가축방역기관의 장(이하 "시·도 가축방역기관장"이라 한다)에게 신고하여야 한다. 다만, 수의사 또는 제12조 제6항에 따른 가축병성감정 실시기관(이하 "수의사등"이라 한다)에 그 신고대상 가축의 진단이나 검안을 의뢰한 가축의 소유자등과 그 의뢰사실을 알았거나 알 수 있었을 동물약품 또는 는 사료 판매자는 그러하지 아니하다.
1. 병명이 분명하지 아니한 질병으로 죽은 가축
2. 가축의 전염성 질병에 걸렸거나 걸렸다고 믿을 만한 역학조사·정밀검사·간이진단키트검사 결과나 임상증상이 있는 가축